LE TRAITEMENT

DES

FRACTURES ET LUXATIONS

EN CLIENTÈLE

COMMENT GUÉRIR ?

BIBLIOTHÈQUE DES PRATICIENS

PUBLIÉE SOUS LA DIRECTION DU Dr CH. FIESSINGER

VOLUMES PARUS :

H. HUCHARD et CH. FIESSINGER. — **La Thérapeutique en 20 Médicaments**, in-8, 1918, broché. . **5** fr.

CH. FIESSINGER. — **Le Traitement des Maladies du Cœur et de l'Aorte en clientèle**, in-8, 1920, 3e édition . . . .

CH. FIESSINGER. — **Vingt Régimes alimentaires en clientèle**, in-8, 1917, broché . . . . . **5** fr.

H. GOUGEROT. — **Le Traitement des Maladies de la Peau en clientèle**, in-8, 1919, 171 figures en noir et 40 figures en couleurs en 68 planches hors texte, broché . . . . **28** fr.

H. GOUGEROT. — **Le Traitement de la Syphilis en clientèle**, in-8, 1918, 25 figures en couleurs et 90 en noir en 54 planches hors texte, broché . . **18** fr.

FIESSINGER (NOEL). — **Les Examens biologiques en clientèle**, in-8, 1918, avec 70 figures et planches en couleurs, broché . . . . **8** fr.

LABORDERIE. — **L'Électricité Médicale en clientèle.** *L'Indispensable en Electrothérapie*, in-8, 1918, avec figures, broché . . . . **8** fr.

CH. FIESSINGER. — **Le Traitement médical des Maladies des reins en clientèle**, in-8, 1919 . **6** fr.

PRON. — **Traitement des Maladies de l'Estomac en clientèle**, in-8, avec fig., 1920 . . . . **7 fr. 50**

COMMENT GUÉRIR?
BIBLIOTHÈQUE DES PRATICIENS
PUBLIÉE SOUS LA DIRECTION DU D[r] CH. FIESSINGER

LE TRAITEMENT DES FRACTURES ET LUXATIONS EN CLIENTÈLE

PAR

FERNAND MASMONTEIL

Ancien Interne des Hôpitaux de Paris
Aide d'anatomie des Hôpitaux
Lauréat de l'Académie de Médecine

Avec 117 figures

A. MALOINE ET FILS, ÉDITEURS
27, RUE DE L'ÉCOLE-DE-MÉDECINE, 27
PARIS 1920

AVANT-PROPOS

La guerre, par la multiplicité des observations qu'elle a fournies a fait faire un progrès énorme au traitement des fractures des membres, surtout au point de vue de la question de l'appareillage. Dans ces dernières années, cette partie de la chirurgie avait été assez négligée ; tout l'effort avait porté sur la chirurgie abdominale.

Sitôt la guerre finie, toutes ces notions acquises vont-elles tomber dans le domaine de l'oubli ? Toute cette expérience sera-t-elle réduite à néant ? Et toutes les vieilles pratiques seront-elles restaurées, comme par le passé ? Retournera-t-on à l'appareil plâtré omnibus « cache misères » ?

Il ne saurait en être ainsi. Négliger la guerre et ses féconds enseignements, retomber dans sa routine serait une erreur très grave. Nul n'aura le droit d'ignorer les progrès acquis pendant cette période pour en faire profiter ses blessés. Certes, l'imagination a été féconde ; chacun, laissé à une initiative heureuse, s'est ingénié à combiner les appareils les plus variés et les plus appropriés.

Aussi, le choix sera-t-il difficile pour le praticien, qui doit tenir compte, non seulement de son but, mais aussi « de ses possibilités ». C'est pour faciliter cette tâche que ce modeste ouvrage a été rédigé. Il expose, après une conception générale, l'appareillage le mieux approprié au traitement de chaque variété de fractures ; appareillage simple, facile à surveiller, peu onéreux, pouvant être construit partout, par un modeste forgeron ou menuisier du village.

Cette étude est faite suivant un plan topographique.

Pour chaque région, se trouvent exposées les lésions les plus fréquentes ; elles sont résumées dans des schémas basés parfois sur la pathogénie, laissant ainsi une part prépondérante à l'image.

A propos de chacune d'elles, on rappelle le traitement et on indique l'appareil le plus approprié et la façon de le fabriquer avec des moyens de fortune.

Les fractures de guerre : (plaies avec fracture) posaient à la fois un problème chirurgical et un problème orthopédique. S'être attaché à leur étude pendant la guerre, c'est avoir vu défiler en quelques années, l'évolution chirurgicale et orthopédique de tout le dernier siècle.

Dans le domaine chirurgical, aux premiers mois

de la guerre, avec la gangrène gazeuse, le tétanos et la pourriture d'hôpital, avec les septico-pyohémies, avec les ostéomyélites sévères qui accompagnaient tous les fracas osseux du coude et du genou et toutes les fractures de cuisse, contre lesquels on n'avait, comme seul recours que l'amputation ; ne se serait-on pas cru revenu à quelque cent ans en arrière ? et les jeunes chirurgiens frais émoulus ne paraissaient-ils pas plus dépaysés devant ces spectacles, que les vieux vétérans de la profession ! !. *C'était la période septique.*

Puis, l'organisation anti-infectieuse se fit par la création des trains sanitaires, par la diffusion des sérums, des vaccins et surtout des antiseptiques.

A la teinture d'iode aux multiples vertus, succéda la foule des antiseptiques les plus divers ; chaque praticien apportait celui de son époque et de ses prédilections : acide phénique, sublimé, eau oxygénée, eau iodée, eau de Javel, essences diverses, etc... *Ce fut la période antiseptique* qui reçut sa consécration scientifique par les travaux de l'Ecole *Carrel.* Il semblait, à cette époque, que malgré les efforts de M. le professeur Delbet, l'asepsie ne fut pas de mise dans la chirurgie de guerre et que la formule de la chirurgie une fut bien discutée.

Avec les travaux de MM. Gaudier, Lemaire, etc., la revanche ne tarda pas à venir ; l'exérèse chirurgicale par l'ablation des tissus contus, créa des plaies pratiquement aseptiques et permit la suture primitive des plaies des parties molles.

Celle des fractures fit aussi son apparition mais, un peu plus tard et plus timidement : *période aseptique*.

Ne retrouve-t-on pas ainsi, au cours de la guerre, les diverses étapes de l'évolution chirurgicale, et tout cela n'est-il pas fait pour montrer l'unité absolue, entre la chirurgie de guerre et la chirurgie civile.

Dans le domaine orthopédique, une évolution semblable se fait. Au début, on se contente d'immobiliser les fractures dans des gouttières en fil de fer grillagé, en zinc (Raoult-Deslongchamps) en aluminium (Delorme). La gouttière est retirée lors du pansement et remise ensuite. C'est la période de la *contention discontinue*, dont on saisit rapidement tous les inconvénients par les ascensions thermiques qui suivent tous les pansements. Chaque mobilisation provoque une nouvelle attrition des parties molles et une nouvelle inoculation.

Aussi ne tarde-t-on pas à voir employer les appareils plâtrés fenêtrés de l'Ecole de Berck et la variété innombrable des appareils à ponts et à anses. Grâce à eux, la contention est assurée à la fois en dehors et pendant le pansement, et les soins de la plaie deviennent possibles. *C'est la période de contention continue* qui constitue un réel progrès.

Cependant, tout le confort n'est pas encore obtenu ; les pansements ne sont pas faciles à faire. Les plâtres se souillent et doivent être fréquemment renouvelés. Enfin, la réduction laisse souvent à désirer, des chevauchements considérables se voient et les déviations fragmentaires sont la règle.

Aussi, progressivement de nombreux chirurgiens eherchent à compléter l'action de ces appareils de contention par l'extension continue. Ce sont les arceaux coulissables d'Alquier, sur lesquels on peut adapter l'extension continue et qu'on peut resserrer ensuite, une fois le chevauchement corrigé (coulisseau d'Alquier, béquillon d'Alquier, etc.). Ce sont les divers coulisseaux, munis de ressorts auto-extenseurs (Delbet, Heitz-Boyer, Leclerc, Senlecq) ; ce sont les ponts à double pas de vis en sens contraire (vérins divers, type Hackenbrück, Santamaria et appareils simples, construits avec des vérins de mariniers), ces appareils pouvant tour à tour s'allonger ou se raccourcir. Ce sont les appareils plâtrés, sur lesquels on applique l'extension continue (Kirmisson, Calot, etc.).

Mais, dans tous ces appareils et plus spécialement dans les appareils auto-extenseurs, l'extension et la contre-extension, pour être efficaces, sont difficilement tolérées; on se trouve, au moins pour les fractures de cuisse dans l'alternative : ou bien, d'obtenir la réduction et de s'exposer aux escarres, ou bien de négliger la réduction.

Aussi, après cette phase de transition, s'engage-t-on dans une autre voie et apparaissent alors les appareils à extension continue ; appareils à cadre dans lesquels le membre fracturé repose sur un hamac. C'est la période de l'*extension continue*.

De ces appareils, les uns prennent point d'appui directement sur le lit : appareils de soutien (appareils de Judet[1], Alquier, Heitz-Boyer, Foisy, Fresson, Lamare et Galland, Pouliquen, etc.) ; les autres, équilibrés par des contrepoids, sont suspendus à un bâti placé au-dessus du lit : ce sont les appareils de suspension de la méthode américaine (attelles de Thomas, Blake, Gassette, Patel Leriche, Antoine et Masmonteil, etc.).

Tous ces appareils ont pour caractère commun d'utiliser, comme force de réduction, l'extension continue ; mais, tandis que le premier groupe assure la contre-extension, à l'aide de points d'appui, le deuxième groupe utilise comme force de contre-extension, le poids du corps, par la disposition du plan déclive. C'est là une vieille notion qui fait sa réapparition, notion bien connue de Tillaux qui faisait soulever les pieds du lit pour l'utiliser. On sait en effet, et la lecture d'Hamilton nous le confirme, que le problème de la contre-extension a été le plus déli-

1. Ses appareils datent d'avant la guerre, mais leur application dans la chirurgie de guerre date de cette époque.

cat à résoudre. Tour à tour, tous les points du corps ont été employés ; les plus fidèles et les plus tolérants sont certainement ceux de Delbet ; mais, à la longue ils s'escarrifient et le meilleur de tous ne vaut rien pour des pressions fortes longtemps continues.

C'est ce qu'avaient parfaitement remarqué nos Anciens qui les avaient tous abandonnés, du jour où l'idée d'utiliser le plan déclive fit son apparition.

N'est-il donc pas curieux de constater que la guerre nous a conduits par les mêmes étapes, aux mêmes conclusions que celles des Anciens ? N'est-il pas intéressant de retrouver dans les vieux traités tous les appareils qui ont vu le jour à nouveau pendant la guerre ? Combien plus modestes seraient les inventeurs, s'ils feuilletaient tous les vieux auteurs ! Regardez, pour ne prendre qu'un exemple, le béquillon de Lonsdale et vous verrez si son petit-fils n'est pas son portrait frappant !

Ainsi donc la variété des appareils de la guerre est extrême, puisqu'on peut dire que tout l'arsenal de nos ancêtres est sorti des greniers. Que l'on veuille bien me pardonner mes oublis, en pensant que cette bibliographie, à elle seule, constituerait un volume qui ne peut entrer dans le cadre de cet ouvrage.

Devant ce musée surabondant, l'embarras du praticien sera grand s'il doit choisir ; c'est pour cela que le séjour prolongé dans un centre de fractures m'ayant permis de me familiariser avec eux, nous présenterons pour chacune des fractures les plus courantes, l'appareillage simple, peu coûteux, facile à construire, susceptible cependant de fournir le meilleur résultat anatomique et physiologique.

Au cours de cette étude topographique, nous nous occuperons, chemin faisant, des luxations, non point que la guerre ait apporté à leur sujet des conceptions nouvelles, mais, parce que dans les traumatismes d'une région, la notion de luxation ou de fracture ne s'impose pas d'emblée ; le diagnostic est souvent difficile entre les deux sortes de lésions ; souvent même les lésions sont combinées, l'altération osseuse étant indispensable pour permettre le déplacement articulaire. Dans la fracture de Dupuytren, par exemple, aux lésions péronéo-tibiales se surajoute la subluxation du pied en arrière et en dehors, au niveau de l'articulation tibio-tarsienne.

Nous rappellerons ainsi les notions nouvelles sur les traumatismes du carpe et du tarse, longtemps confondus, avec les lésions osseuses voisines et que la radiographie a isolées des cadres classiques, un peu trop schématiques.

Outre les appareils de traitement, nous donnerons aussi les modèles simples d'appareils d'évacuation. Ces appareils peuvent sembler *à priori* inutiles dans la pratique civile. Pourtant, l'accident peut survenir loin de toute habitation, dans un bois, l'appareil d'évacuation sera le bienvenu pour le médecin et pour le blessé surtout.

De plus, on peut aussi prévoir dans un avenir assez rapproché, l'installation dans toutes les agglomérations importantes d'un centre de radiographie ; le praticien hésitera moins à recourir à ses lumières, s'il dispose d'un appareil qui lui permette le transport facile, indolore et sans danger de son blessé.

De même, bien avant la guerre, M. Delbet avait ouvert une voie nouvelle en appliquant au traitement des fractures la *méthode de marche* directe. Les fractures de cuisse et de jambe, une fois appareillés peuvent vaquer à leurs occupations. Les gens qui doivent aller et venir pour leurs affaires peuvent circuler ; la clientèle d'hôpital n'encombre plus les lits. C'était presque une révolution.

Nous étudierons donc avec beaucoup de soin cette méthode au chapitre des traumatismes du membre inférieur.

LE TRAITEMENT
DES
FRACTURES ET DES LUXATIONS
EN CLIENTÈLE

CHAPITRE PREMIER

DES FRACTURES EN GÉNÉRAL

Division. — Au point de vue pratique, on peut distinguer des fractures incomplètes (fractures parcellaires, arrachements osseux) et des fractures complètes ; elles-mêmes subdivisées en :

1° Fractures simples sans déplacement où le trait de fracture intéresse la totalité de la tranche osseuse, mais où les fragments restent dans leur position réciproque ;

2° Fractures engrenées. Dans ce cas, il y a léger déplacement fragmentaire ; après la fracture, les deux fragments se sont pénétrés, rétablissant ainsi plus ou moins complètement la continuité de la tige osseuse. Les mouvements de l'un se transmettent à l'autre.

3° Fractures libres. Ce sont les fractures les plus courantes, dans lesquelles, grâce à la solution de continuité, les fragments osseux subissent librement l'action musculaire et présentent des déplacements importants. Ces déplacements seront peu marqués dans les fractures uni-osseuses de la jambe et de l'avant-bras, où l'os intact sert d'attelle ; ils seront plus importants dans les fractures bi-osseuses de l'avant-bras et de la jambe, ainsi que dans les fractures du bras et de la cuisse. Ce sont ces fractures qu'il importe de bien connaître, car, de la réduction des déplacements fragmentaires, dépend le résultat fonctionnel ; ce sont elles que nous aurons surtout en vue.

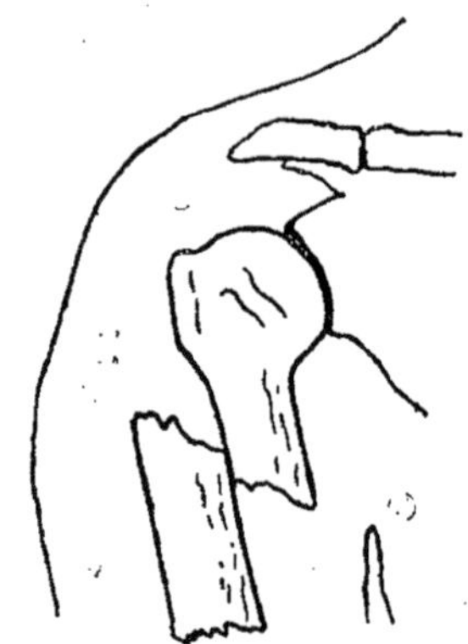

Fig. 1. — Chevauchement.

Etiologie. — Tantôt la fracture siège au point d'application de la force, *fracture directe ;* elle échappe alors à toute description par sa variété extrême de siège et de forme.

Tantôt la fracture siège à distance du point d'application de la force traumatisante : c'est *une fracture indirecte*, la plus intéressante à étudier.

Mécanisme. — Nous n'aurons pas en vue ici, le mécanisme de la production de la fracture, variable avec chacune d'elles et qui trouvera sa place dans leur étude particulière, mais le mécanisme des déplacements fragmentaires communs à toutes les fractures.

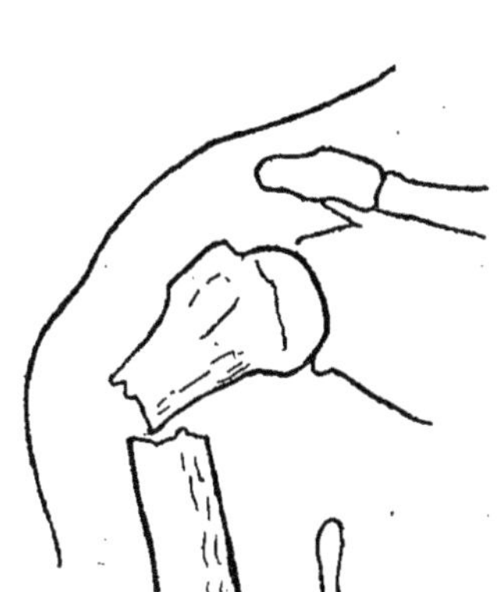

Fig. 2. — Déplacement des 2 fragments en dehors. Angulation frontale.

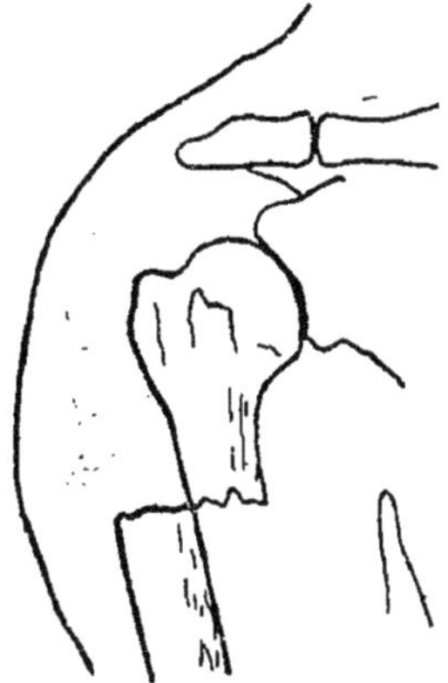

Fig. 3. — Déplacement isolé du fragment inférieur en dehors. Plan frontal.

Tout d'abord les fragments se chevauchent (fig. 1) par suite de la contraction du manchon musculaire péri-fracturaire. Il y a raccourcissement du membre ; c'est le déplacement *suivant la longueur*. Moins souvent, il y a télescopage fragmentaire (engrènement, pénétration), ou écartement (rotule, olécrane).

Tantôt les deux fragments se portent dans la même direction formant des *angulations* (fig. 2), ou, au contraire dans des directions opposées. Tantôt un seul se déplace tandis que l'autre conserve sa situation normale (fig. 3).

Ces déplacements peuvent se faire suivant trois plans : tantôt les fragments vont en dedans ou en dehors, *déplacement* dans le plan *frontal* ou plan de face (déplacement suivant la largeur (Tanton) : tantôt c'est en avant ou en arrière, *déplacement* dans le plan *sagittal* ou plan de profil (déplacement suivant l'épaisseur (Tanton) ; tantôt un fragment subit une rotation par rapport à l'autre (*déplacement* dans le plan *horizontal* ou plan de coupe, déplacement suivant la circonférence (Tanton). C'est à ce dernier déplacement qu'on donne plus spécialement le nom de *décalage*. (Voir fig. 32).

Tous ces déplacements obéissent à deux ordres de forces, à la pesanteur d'une part, à la contraction musculaire d'autre part; l'angulation postérieure, dans les fractures de cuisse au tiers supérieur, obéit à la pesanteur, de même que la rotation externe du fragment inférieur ; par contre, le déplacement externe du fragment supérieur et sa rotation externe sont au contraire dûs à la contraction des muscles pelvi-trochantériens.

ANATOMIE PATHOLOGIQUE

A) *Macroscopiquement.* — On divise les fractures en trois groupes, en se basant sur la direction du trait de fracture :

Fractures transversales ;
Fractures obliques ;
Fractures spiroïdes.

Les fractures transversales sont *difficiles à réduire ;* il faut un hyperallongement du membre pour éviter les irrégularités de la tranche osseuse et restaurer le bout à bout fragmentaire ; par contre leur contention est facile, si les fragments sont bien en contact.

Les fractures obliques sont toutes différentes ; leur réduction, approximative tout au moins, est facile ; c'est la *contention qui l'est moins*.

Quant aux spiroïdes en raison de l'irrégularité de la fracture, elles sont assez *délicates à réduire*, et par suite de l'obliquité de la fracture, *peu faciles à contenir*.

Naturellement, le temps de consolidation est 1° en raison directe de la réduction ; plus les fragments sont rapprochés, plus la soudure est rapide ; 2° en raison directe de l'âge et de l'état général du blessé.

B) *Microscopiquement*. — Les études de guerre ont confirmé les idées en cours sur la consolidation des fractures.

Les fractures fermées et les fractures peu infectées présentent trois stades d'ossification : conjonctif, cartilagineux et osseux. Les fractures ouvertes et infectées sautent le stade intermédiaire cartilagineux et n'ont que deux étapes : conjonctive et osseuse.

Une question surtout, a été mise au point par les travaux de MM. Heitz-Boyer et Sheikevitch : celle du rôle respectif du périoste et de l'os dans la régénération osseuse.

Avant la guerre, la théorie d'Ollier : le périoste refait l'os, était la théorie régnante, et servait de base aux rites de l'Ecole lyonnaise : méthode de la résection sous-périostée.

Reprenant les idées de Sédillot et Ranvier, MM. Heitz-Boyer et Sheikevitch montrent que le périoste seul ne peut donner naissance à aucune régénération osseuse. Seul l'os peut refaire de l'os.

Si le périoste peut refaire de l'os après une résection pratiquée au quatrième jour, cela tient à ce que le périoste, sous l'influence de l'infection, s'est fertilisé ; (car le périoste est de tous les tissus, celui qui est le plus apte à s'ossifier) il a été envahi par des bourgeons osseux et la résection pratiquée tardivement a détaché avec lui des éléments osseux néoformés. Pratiquée plus tôt avant cet ensemencement, la résection ne donnerait lieu à aucune régénération. Aussi, M. Heitz-Boyer concluait-il que pour garantir la reconstitution osseuse, la résection doit être *transosseuse*, si elle agit sur un périoste non fertilisé.

Pour cet auteur, l'os se refait par un phénomène inflammatoire d'ostéite : ostéite traumatique dans les fractures fermées, ostéite infectieuse dans les fractures ouvertes. L'os agit par un processus chimique, en constituant une réserve de sels calciques pour la formation d'os nouveau.

D'où, au point de vue pratique, la nécessité de n'enlever comme esquilles dans les fractures ouvertes, que juste ce qui est nécessaire pour le drainage.

Étude clinique

Rien de bien spécial n'est à dire, si ce n'est que la recherche des signes physiques est une manœuvre inutile et souvent dangereuse, que partant il faut l'éviter et recourir, toutes les fois qu'on le peut, à l'examen radiologique pour parfaire le diagnostic.

Évolution

La consolidation des fractures ne peut être codifiée aussi schématiquement qu'on le faisait autrefois : vingt jours pour une fracture de l'avant-bras ; quarante jours pour une fracture de jambe, soixante jours pour une fracture de cuisse.

Cette appréciation arbitraire s'éloigne de la vérité. La consolidation est en effet variable suivant les cas : la nature du sujet, l'âge, la variété de la fracture et surtout la qualité de la réduction sont autant de facteurs qui influent sur elle.

Pour apprécier la consolidation, on peut recourir aux tentatives de mobilisation ; cependant la provocation des mouvements dans le foyer de fracture n'est pas un bon signe ; cette recherche est en effet délicate dans quelques cas, trompeuse dans beaucoup d'autres ; certains cals mous résistent en effet à cette épreuve et cèdent rapidement sous l'influence d'une pression ou d'une traction continue ; le signe le plus fidèle que nous ayons observé est la douleur au niveau du trait de fracture ; tant que ce symptôme persiste à la pression ou à la mobilisation à distance, il nous semble qu'il faille suspecter la qualité de la consolidation.

La consolidation nous a toujours semblé plus tardive qu'on ne le pensait et cela, non seulement dans les fractures ouvertes où l'on pourrait incriminer l'importance plus grande de la lésion osseuse, mais même dans les fractures fermées : cinquante jours pour une fracture du radius, cent jours pour une fracture de jambe (même traitée dans un appareil de marche), cent vingts jours pour une fracture de cuisse sont des faits d'observation assez courante.

Complications

1° La fracture peut se consolider tardivement (retard de consolidation) ou même ne pas se consolider (pseudarthrose). Dans ce cas, la guerre a montré que, à part les gros fracas osseux et les esquillectomies trop généreuses, l'absence de consolidation résultait toujours d'une réduction insuffisante ou d'une interposition musculaire.

2° La fracture se consolide, mais, dans de mauvaises conditions (vices de consolidation). Un cal peut être vicieux, *par son volume* : cal exubérant qui gênera la circulation, s'opposera au fonctionnement musculaire et pourra englober les nerfs ; *par sa forme*, cals difformes, cals en baïonnettes. Ils relèvent d'une réduction insuffisante.

La réduction de la fracture est un temps capital,

car elle assure la *guérison anatomique* et met à l'abri des pseudarthroses et des retards de consolidation ; elle assure la *guérison physiologique* en évitant les cals vicieux. Résultat anatomique, résultat fonctionnel, sont donc sous sa dépendance, c'est donc à sa perfection que devra viser le praticien, cependant si la réduction n'est qu'approximative, il faut s'en contenter, car le résultat fonctionnel sera satisfaisant à condition de restaurer la longueur, l'axe et l'orientation de l'os fracturé.

TRAITEMENT

Principes. — Longtemps, la conception courante du traitement des fractures fut simple : faire la réduction avec ou sans anesthésie et assurer la contention au moyen d'un appareil plâtré. La simplicité de la méthode fit son succès à la période où toute l'activité chirurgicale portait sur la chirurgie viscérale. Elle avait rencontré des résistances de la part des vieux praticiens de fractures, tels que Hamilton, mais avait eu d'ardents défenseurs dont Sayre, qui, avec elle, affirmait, non seulement corriger les chevauchements, mais même produire un allongement du membre. La radiographie a fait justice de ces illusions en montrant la rareté des « réductions parfaites », et l'expérience de la guerre est venue accuser l'importance des pratiques antérieures qu'on avait à peu près abandonnées.

1° Pour avoir une bonne réduction, il faut que la force réductrice s'applique non seulement pendant la réduction, mais aussi pendant la contention, d'où la supériorité de l'extention continue, qui annihile l'action musculaire jusqu'à la consolidation.

2° Il faut faire à la fois l'extension et la contre-

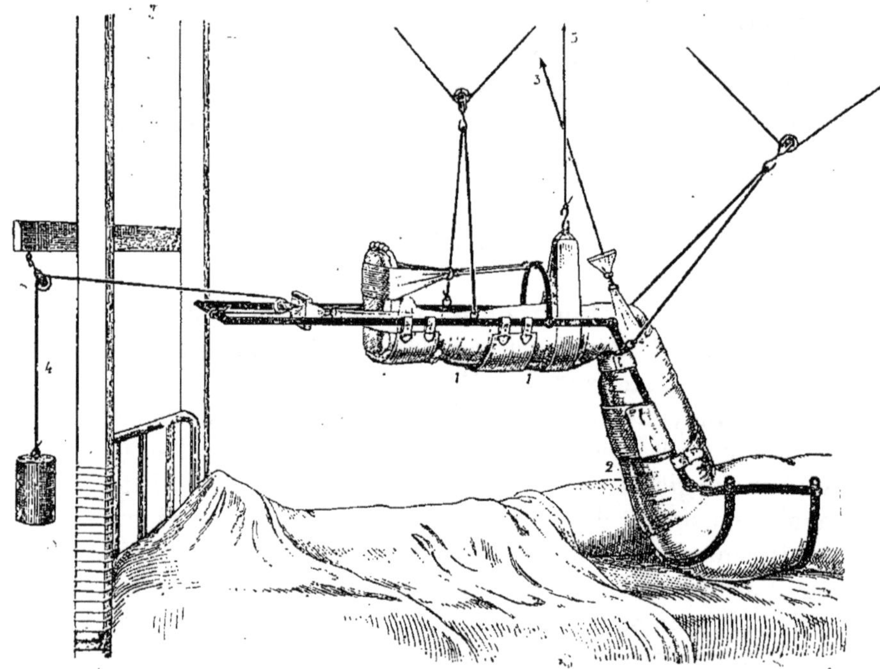

Fig. 4. — La flèche 3 indique l'extension, le poids du corps fait la contre-extension.

extension qui ne seront tolérées qu'à la condition de s'appliquer sur de très *larges surfaces*.

Pour l'extension, il faudra que l'adhésif soit placé si possible sur tout le segment du membre sous-jacent à la fracture. La contre-extension active se fait avec des points d'appuis variables suivant les cas : face antérieure du bras dans les fractures de l'avant-bras, le coude étant fléchi ; creux axillaire, dans les fractures de l'humérus ; plateaux tibiaux, dans les fractures de jambe ; points de Delbet, dans les fractures de cuisse, (c'est-à-dire ischion, branche ischio-pubienne, grand trochanter ou l'aile iliaque). Comme nous l'avons déjà dit, ces points d'appuis sont souvent mal tolérés quand les pressions à leur faire supporter sont un peu importantes et prolongées surtout. Mieux vaut alors recourir à la force de la pesanteur, au poids du corps par le dispositif du plan déclive. Ce dispositif s'obtient dans les Tillaux et dans divers autres appareils par la surélévation des pieds du lit ; dans les appareils à suspension, il est la conséquence directe de la surélévation du membre, le corps situé sur un plan inférieur fait directement par son propre poids la contre-extension (fig. 4).

3° L'extension continue ne suffit pas à elle seule pour corriger tous les déplacements fragmentaires. Elle agit surtout sur le chevauchement. Par contre, elle ne peut rien ou presque rien sur les déplacements latéraux. Bardenheuer a tenté de les réduire en faisant remonter l'extension au-dessus du foyer de fracture ; mais ce procédé a peu d'efficacité. La seule ressource est alors de « mettre le fragment sur lequel on a prise, dans la position de celui sur lequel on n'a pas prise », suivant la formule classique. Dans la figure 5, le fragment supérieur dans une fracture sous-trochantérienne est, entraîné en abduction et en rotation externe par la contraction des muscles pelvi-trochantériens ; la traction exercée au bout du membre restera sans influence sur cette déviation, puisqu'elle agit nullement sur ces muscles. La correction ne peut être obtenue que par l'abduction du membre. Hennequin avait déjà attiré l'attention sur ce point, en insistant plus spécialement toutefois sur le relâchement musculaire

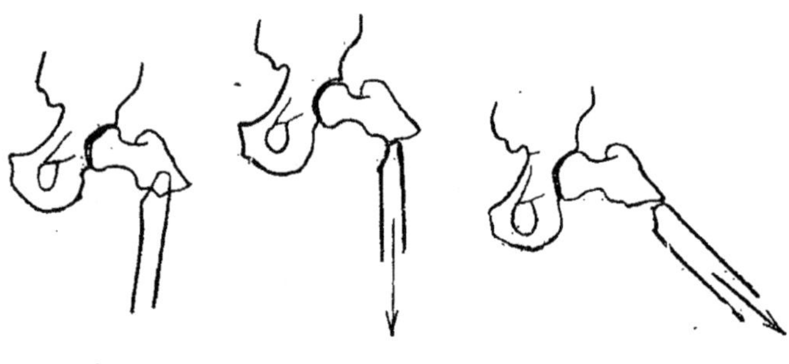

1 Chevauchement et crosse — 2 Chevauchement corrigé — 3 Crosse corrigée par l'abduction

Fig. 5. — En 1 le fragment supérieur est en abduction et en rotation externe tiré par les muscles pelvi-trochanteriens, le fragment inférieur chevauche. En 2 l'extension continue corrige le chevauchement, mais laisse persister la déviation en crosse. En 3, la crosse est corrigée par la mise en abduction forcée du membre.

qui succède à la flexion des divers segments du membre inférieur.

Cette *position de réduction* variera suivant l'os atteint et suivant le siège de la fracture. Nous la préciserons à propos de chacune d'elles, bien que toutefois il puisse exister des variantes particulières que seul le contrôle radioscopique permet de préciser.

Cependant il convient de dire que si les fragments déviés sont d'une longueur importante, ils offrent une prise aux tractions latérales et antéro-postérieures (Bardenheuer) ou aux refoulements (coussins de caoutchouc à air et à eau (Heitz-Boyer) ; on pourra dès lors corriger ces déviations à l'aide de ces moyens (Voir fig. 119).

Toutefois il semble que ces procédés soient des adjuvants précieux, mais non infaillibles.

Indications du mode de traitement

Ces principes exprimés, il va sans dire que le mode de traitement des fractures ne sera pas univoque et devra s'adapter à la variété des cas particuliers.

A) *Dans les fractures sans déplacement*, la question de la réduction ne se pose pas. Point donc d'extension continue, *l'immobilisation* dans un appareil plâtré suffira.

Tantôt cet appareil immobilisera les articulations sus et sous-jacentes (appareils classiques), tantôt il les laissera libres se contentant de jouer un rôle simple de tuteur (appareils de marche de M. Delbet). C'est donc l'immobilisation minima qu'il faudra réaliser, en raison des ostéotrophies qu'elle entraîne. Si même la mobilisation ne déplace pas les fragments, il y aura lieu d'y recourir le plus possible.

B) *Dans les fractures engrenées*, si l'engrènement amène un trouble de la statique ou de la dynamique, il n'y a pas de doute, il faut désengrener et réduire. Mais, si, par contre, les troubles fonctionnels sont nuls, la réduction présente peu d'intérêt et c'est ici le triomphe de la méthode de Lucas-Championnière : *mobilisation* et massages.

C) *Dans les fractures avec déplacement* fragmentaire, la réduction doit être le but. Si on peut l'obtenir aisément par de simples manœuvres et assurer ensuite une bonne contention ; employez l'appareil plâtré. Malheureusement que de déboires, si vous voulez vérifier radiologiquement vos résultats. C'est pourquoi l'*extension continue* représente la méthode de choix (qu'elle soit assurée par des ressorts, du caoutchouc, un pas de vis ou des poids ; la traction par les poids étant la plus fidèle et la plus pratique, au moins pour le membre inférieur) dans *la position* qui favorise la coaptation fragmentaire parfaite. *Extension continue, position de réduction*, tels sont les deux éléments que nous indiquerons à propos de chaque fracture.

Ces règles visent surtout les fractures diaphysaires, mais elles s'adressent aussi aux fractures articulaires, avec toutefois cette différence que, dans ces dernières, la mobilisation sera, si possible, encore plus précoce, en raison des dangers de l'ankylose.

APPLICATION PRATIQUE

A. — Immobilisation.

L'appareil plâtré reste le meilleur agent d'immobilisation. A part quelques cas particuliers que nous signalerons au cours de l'ouvrage, nous utilisons d'une façon courante *l'appareil circulaire* suivant la méthode de Berck. Les modèles divers de gouttières, d'Hergott, de Maisonneuve, d'Hennequin, etc., etc., nécessitent des mesures, des patrons, et immobilisent moins bien que les gaines plâtrées.

Matériel. — Il faut :

1° Deux cuvettes ;

2° Du plâtre sec ;

3° Des bandes plâtrées préparées à l'avance suivant deux modèles :

Un de 0 m. 10 de large et de 2 m. 50 de long pour les membres.

Un de 0 m. 14 de large et de 3 mètres de long, pour le thorax et l'abdomen.

On découpe les bandes dans une pièce de tarlatane légèrement amidonnée et on les enroule en les saupoudrant de plâtre sec. Elles ne doivent être ni trop serrées, pour s'imbiber facilement, ni trop lâches, pour permettre leur facile enroulement ;

4° Des attelles de renfort de cinq ou six épaisseurs, préparées extemporanément par une pièce de tarlatane pliée quatre ou cinq fois sur elle-même. Ces attelles auront la longueur de la future gaine plâtrée et, comme largeur environ la moitié de la circonférence du membre. En général, deux attelles de renforcement suffisent, l'une antérieure et l'autre postérieure. Mais, toutefois, suivant la résistance que l'on désire donner à l'appareil plâtré, on pourra ajouter une ou deux attelles supplémentaires au niveau des zones de résistance ;

5° Un tube de jersey ou à défaut, du coton ordinaire ;

6° Une paire de ciseaux.

Confection. — Sur le segment du membre à immobiliser, on applique un tube de jersey, ou sinon une feuille de coton ordinaire.

Pendant ce temps, les bandes plâtrées trempent dans l'eau ; leur humectation est suffisante, lorsqu'il ne s'échappe plus de bulles d'air. Il faut alors les dérouler doucement, sans tirer, en les laissant tomber de leur propre poids sur le membre. Ce détail est capital ; sinon, on aura après la dessication un appareil trop serré qui ne sera pas supporté. Avec les bandes, on doit recouvrir toute la surface à engainer en évitant de faire des plis et des renversés. Toutefois, pour faciliter l'application de la bande, on emploiera le double retourné à la manière de Ducroquet (fig. 6).

On prépare alors dans la seconde cuvette, une bouillie très légère, autant de verres de plâtre que de verres d'eau ou un en moins. Les attelles de renfort y sont plongées et ensuite exprimées légèrement. On les étale sur une table et on les sature sur chaque face d'un mélange de bouillie et de plâtre sec. Chaque attelle subit cette préparation et est ensuite appliquée sur le membre. On termine en déroulant sur le tout une nouvelle bande plâtrée et, pour donner un bel aspect à l'appareil, on le vêt d'une « chemise » en tarlatane appliquée à sec.

De cette façon, la gaine plâtrée est constituée par une couche de bandes circulaires, des attelles de renforcement et une nouvelle couche de bandes circulaires. Une fois l'appareil achevé, avant la dessication,

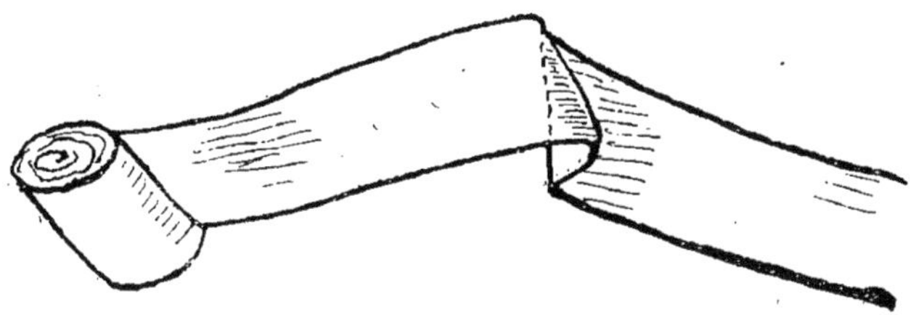

Fig. 6. — Double retourné (Ducroquet).

on procède à la réduction ; tant que le plâtre est encore mou, le médecin place le membre dans la position nécessitée par la réduction et l'y maintient pendant toute la période de la dessication ; à partir de ce moment, tout mouvement devient dangereux, il faut conserver une immobilité absolue jusqu'à la prise du plâtre. Il faut, d'autre part, empaumer largement le membre, pour éviter les points de compression et les escarres.

La prise du plâtre s'annonce par le dégagement de chaleur, la résistance au doigt, la sonorité à la percussion. A ce moment, il est bon d'enduire le plâtre d'une légère couche de talc pour lui donner du brillant et une certaine imperméabilité. De même, à l'aide d'un bistouri coupant bien, on pratiquera des fenêtres au niveau des points que l'on désire surveiller ; le plâtre,

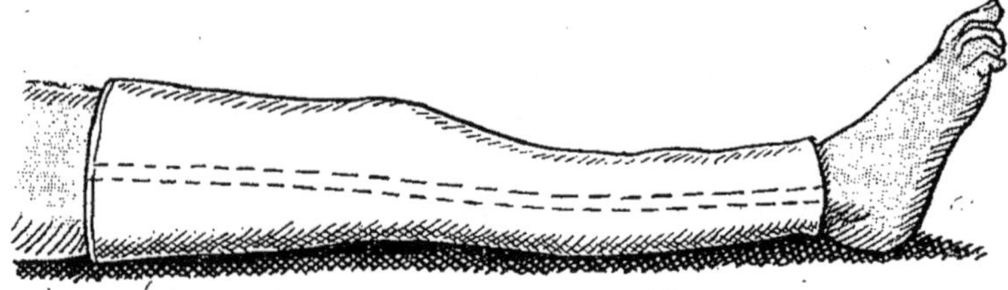

Fig. 7. — Gaine plâtrée.

à ce moment, est, d'une part assez dur pour offrir de la résistance à la lame coupante et, d'autre part, pas trop, pour se laisser aisément traverser ; l'opération est plus facile que si on la remet au lendemain.

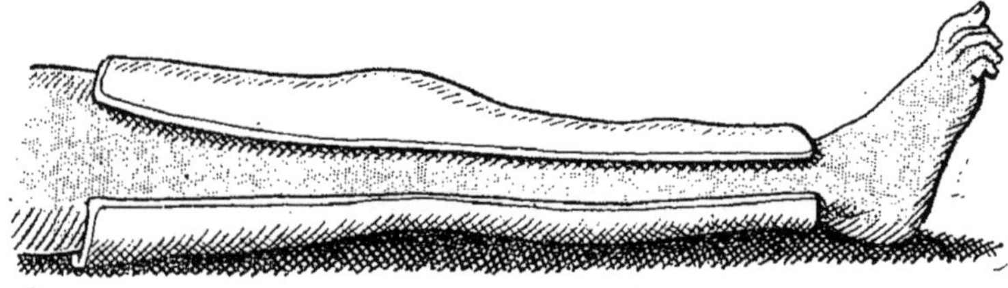

Fig. 8. — Gaine transformée en gouttière.

Avantages. — L'appareil plâtré circulaire est d'une application rapide, d'un aspect élégant et en même temps, il offre une contention parfaite.

Veut-on surveiller le membre ? on transforme rapidement à la cisaille, l'appareil circulaire en gouttière, il suffit de lui enlever sur un côté, une tranche de quelques centimètres (fig. 7 et 8), l'appareil peut alors être retiré pour la surveillance, le nettoyage et le massage du membre, — on le replace ensuite en le maintenant par quelques tours de bande.

Cette section se fait soit avec un simple sécateur, soit

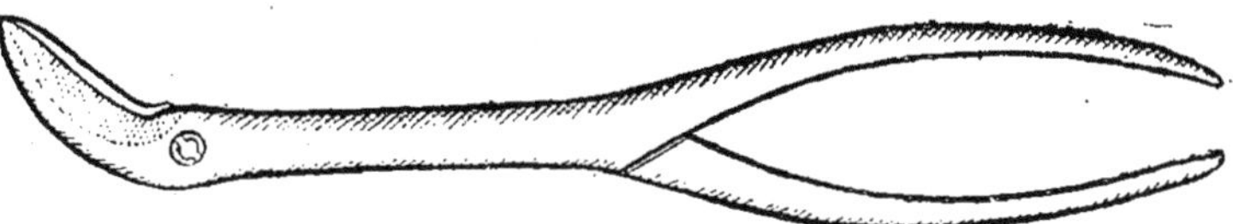

Fig. 9. — Pince de Liston coudée.

avec une pince de Liston (fig. 9), soit mieux avec une pince de Stille.

B. — Extension continue.

Nous ne décrirons ici que la manière d installer l'extension continue, sans entrer dans la description des appareils qui seront étudiés à propos de chaque fracture.

A) *Extension continue à l'aide d'adhésifs.* — L'extension continue peut se faire avec du diachylon ou mieux avec du leucoplaste. On découpe d'abord une longue bande qui fera étrier et remontera le plus haut possible sur chaque face du membre. On la fixe par une série de circulaires placées aux divers étages du membre.

Mais on peut employer aussi avec plus d'avantages, certaines colles. Plusieurs formules ont été données ; voici les plus connues :

1° Une solution à parties égales de celluloïd et d'acétone.

2° *Colle d'Heussner.*

Colophane.	50 parties.
Alcool à 90°	50 parties.
Térébenthine de Venise .	1 —
Benzine.	10 —

3° *Pâte de Unna.*

Oxyde de zinc.	à 150 gr.
Gélatine.	à 150 gr.
Glycérine	250 gr.
Eau	450 gr.

4° *Colle de Sinclair.*

Colle de Givet	à 200 gr.
Eau	à 200 gr.
Menthol	4 gr.
Glycérine	16 gr.

Cette dernière est parfaite ; son pouvoir adhésif est considérable. Pour l'appliquer, on la fait ramollir au bain-marie et, à l'aide d'un pinceau, on badigeonne toute la surface du membre choisie pour l'extension. On dispose ensuite la bande qui servira d'étrier en la plaçant parallèlement à chaque côté du membre et on

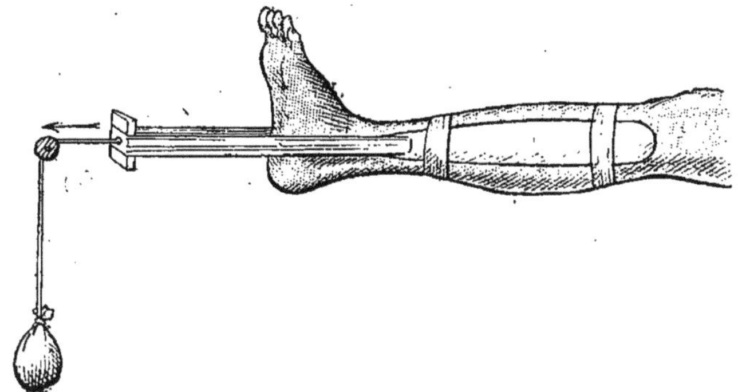

Fig. 10. — Traction par bandes collées sur la peau.

la fixe avec des bandes circulaires de toile imbibées de colle sur une de leurs faces. On se sert de bandes de

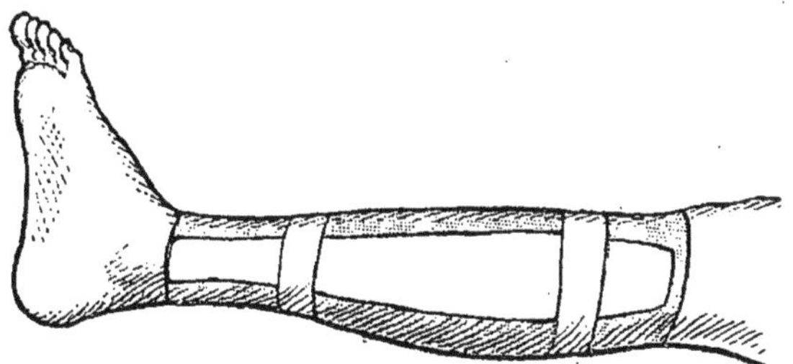

Fig. 11. — Traction par bandes collées sur une gaine de jersey.

toile ordinaire pour pansement ou, avec plus d'avantages, de bandes de finette (fig. 10).

Autre procédé : on peut aussi, après avoir enduit

de colle la circonférence du membre, dérouler sur la zone gluante un tube de jersey préalablement enroulé. On obtient ainsi une gaine circulaire très adhérente sur laquelle on disposera l'étrier et ses circulaires étagées (fig. 11).

Pendant l'application, il faut avec la main toucher le pinceau pour voir si la colle n'est pas trop chaude ; on s'exposerait ainsi à avoir des phlyctènes fort gênantes par la suite.

L'extension continue installée de cette façon reste en place de quinze à vingt jours ; mais l'atrophie musculaire, la régression de l'œdème, la desquamation obligent à refaire le collage.

L'extension se fait à l'aide d'une planchette engagée sous la bande de traction ; la corde, arrêtée par un nœud traverse à la fois la planchette et la bande ; à l'autre bout se trouve le poids (fig. 10).

B) *Extension continue par d'autres moyens simples : Au membre supérieur.* — On peut aussi faire la trac-

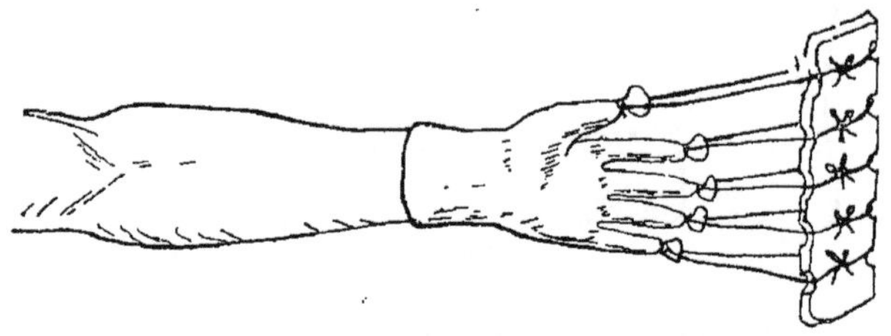

Fig. 12. — Gant (procédé de M. Robert).

tion à l'aide d'un gant collé ; pour cela, on prend un gant de coton blanc ordinaire et au bout de chaque doigt, on place un bouton un peu plus large que le doigt (fig. 12). Avec de la ficelle, on enserre le bouton à l'extrémité du doigt du gant et on obtient ainsi une anse de traction qui ne peut s'échapper par suite du renflement formé par le bouton. Ainsi préparé, ce gant est appliqué sur la main enduite de colle (procédé de Robert).

Au membre inférieur. — On peut employer soit la pantoufle de M. Ombrédanne (fig. 13) soit le plâtre moulé et collé que j'ai vu faire dans le service de mon maître, M. Heitz-Boyer (fig. 14).

1° *Procédé de la pantoufle.* — On prend une pantoufle confortable, fendue en avant dans sa longueur et fermée par un lacet, on enlève la partie talonnière

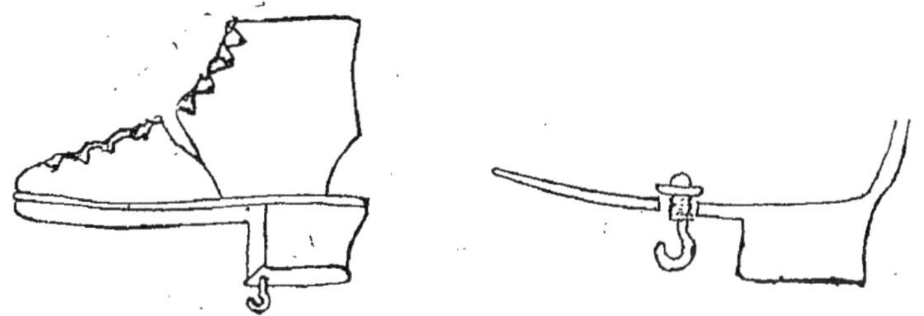

Fig. 13. — Pantoufle (procédé de M. Ombrédanne).

pour éviter les escarres. Un piton à crochet est fixé dans la semelle plantaire à 1 cm. 5 en avant du talon ou dans le talon même de la chaussure, c'est lui qui recevra la corde de traction.

2° *Botte plâtrée, moulée et collée.* — Le principe de cette méthode est de répartir la pression consécutive à la traction, sur toute la surface du pied, par un moulage parfait ; on rend encore plus intime le contact du plâtre et de la peau en interposant une botte en finette collée avec le mélange de Sinclair.

De cette façon, peau, botte collée, et moule plâtré ne font qu'un bloc. Il faut particulièrement épouser la saillie du talon antéro-interne ainsi que la dépression intertalonnière antérieure (V. schéma 14).

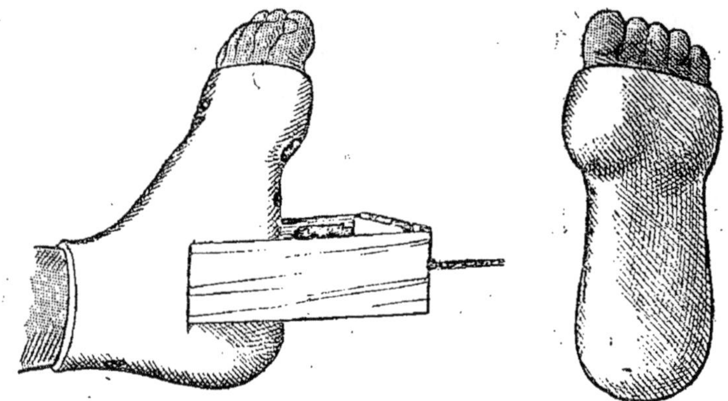

Fig. 14. — Botte plâtrée moulée et collée (Heitz-Boyer).

Confection. — On enduit de colle le pied du blessé et on applique soit un patron du pied en finette, soit une bande de tangeps.

Par dessus ce premier enveloppement, on commence à dérouler une bande plâtrée en lui faisant épouser toutes les dépressions et toutes les saillies ; c'est à cette condition seule que la botte remplira son rôle qui est la répartition de la pression. On laisse sécher la coque plâtrée ainsi obtenue et, dans un deuxième temps, une heure après, on renforce l'appareil en incorporant dans son épaisseur un étrier de traction ; cet étrier sera placé à la hauteur des malléoles, afin de tirer droit dans l'axe du membre (fig. 14).

Indications. — Cette botte trouve son indication dans les fractures basses de jambe et dans les fractures du cou de pied ou la surface de traction sous-fracturaire est très réduite.

c. — *Extension assurée par traction osseuse directe.* — Dans quelques cas particuliers, où la surface de traction est peu étendue par suite des lésions des parties molles, et, dans certains cas où on désire faire une traction directe, puissante sur les os, on aura recours suivant les cas, soit au clou de Codivilla qui traverse le calcanéum, soit à l'étrier de Finochietto qui passe au-dessus de cet os, soit aux griffes osseuses de Willems, soit à la broche de Steinmann ou à la pince de Blake placée dans les condyles fémoraux.

Tous ces moyens sont d'application exceptionnelle et nous n'y insisterons pas.

Moyens de faire l'extension.

L'extension peut se faire soit à l'aide de ressorts, soit à l'aide de pas de vis comme dans les vérins ; parfois compliqués, souvent difficiles à installer, toujours dispendieux, ces moyens seront laissés de côté. Les deux procédés simples, à la portée de tous, sont la traction au caoutchouc et la traction au poids.

Pour la *traction au caoutchouc*, on prend du tube de drain qu'on replie plusieurs fois sur lui-même, suivant la force qu'on veut employer ; on le met à la tension voulue et on l'arrête par une ficelle ou une pince. Mais, à la longue, le caoutchouc se laisse distendre ; il peut se déchirer, et il faut une surveillance régulière pour assurer la constance de la force de traction ; on le remplacera toutes les fois que ce sera nécessaire.

Bien préférable est *la traction au poids* qu'on peut réaliser partout en faisant des sacs de sable de 1-2-

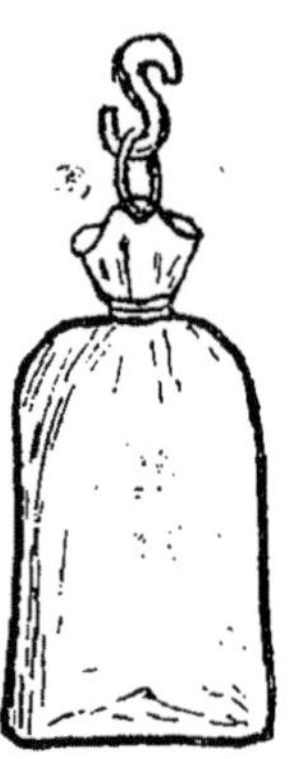

Fig. 15. — Poids suspendu à un S.

5 kilos, il suffit de faire coudre un anneau de rideau au niveau de leur col, et, on peut alors les accrocher à un fil de fer tordu en forme d'S (fig. 15).

Il va sans dire que toutes ces manipulations : confection du plâtre, application de l'extension continue, se feront avec la plus grande douceur. On évite ainsi une nouvelle attrition des parties molles par les pointes des fragments et de la douleur pour le blessé à cet effet, on peut injecter de la cocaïne dans le foyer de fracture (Quénu).

CHAPITRE II

LÉSIONS TRAUMATIQUES OSTÉO-ARTICULAIRES DU POIGNET

Autrefois, les lésions traumatiques du poignet se réduisaient à la fracture du radius (type Pouteau-Colles) et à l'entorse radio-carpienne.

Depuis la radiographie, de nombreux types de lésions ont fait leur apparition, dont l'anatomie pathologique et le mécanisme ont été étudiés par M. Delbet et Destot.

Ce sont ces notions nouvelles, avec leurs déductions thérapeutiques, que nous allons résumer dans des tableaux schématiques, après avoir succinctement rappelé l'anatomie et la physiologie ostéo-articulaire de la région.

ANATOMIE

Les articulations du poignet mettent en présence, d'une part, le radius et cubitus, et, d'autre part le condyle carpien.

Le radius élargi en palette à son extrémité inférieure s'articule latéralement avec la tête cubitale et, en bas, avec les os du carpe. La surface articulaire carpienne regarde en bas et en avant, limitée par deux lèvres antérieure et postérieure ; la postérieure descend plus bas que l'antérieure, puisque son ombre radiographique se projette sur celle des os du carpe ; tandis que l'antérieure s'arrête au niveau de l'interligne. Latéralement, l'apophyse styloïde, plus basse de 2 centimètres, que celle du cubitus, complète la glène radiale.

La tête du cubitus a son rebord articulaire plus élevé que celui du radius, l'interligne articulaire à ce niveau est plus large, comblé par le ligament triangulaire qui va du bord inférieur de la cavité sigmoïde radiale à l'apophyse styloïde du cubitus.

Le condyle carpien n'est pas un bloc homogène, il se subdivise en deux rangées mobiles l'une sur l'autre.

La première rangée se compose de dedans en dehors, du scaphoïde, du semi-lunaire et du groupe : pisiforme et pyramidal, placés l'un en avant de l'autre.

La deuxième rangée comprend le groupe trapèze et trapézoïde, le grand os et l'os crochu.

Examinés sur une épreuve radiographique de face, (fig. 22) on remarque que seuls le scaphoïde et le semi-lunaire entrent en contact avec la glène radiale, tandis que le groupe piso-pyramidal reste à distance du cubitus.

Scaphoïde et semi-lunaire représentent donc les deux os importants, ceux qui assureront la transmission des forces de la main à l'avant-bras et régleront ainsi la pathogénie des traumatismes carpiens.

De plus, le scaphoïde, os concave en forme de haricot tant sur les vues de face que sur les vues de profil, répond (fig. 17 et 21) par sa moitié supérieure à la première rangée (face lunarienne) et par sa moitié inférieure à la deuxième rangée (tête du grand os). Il a donc, en quelque sorte une *situation hybride*, qui le place à cheval sur les deux rangées, situation qui comportera des déductions physiologiques et pathologiques de tout premier ordre, comme on le verra plus loin.

PHYSIOLOGIE

Dans les articulations du poignet, il se fait des mouvements de flexion et d'extension et des mouvements d'adduction (inclinaison cubitale) et d'abduction (inclinaison radiale). Ces mouvements se passent à la fois dans l'articulation radio-carpienne et dans l'articulation médio-carpienne. L'axe de ces mouvements passe par la tête du grand os, tant pour la flexion et l'extension que pour l'abduction et l'adduction (schéma 22) ce qui fait que la marche des os est inverse pour les deux rangées.

Dans la flexion (fig. 17), quand le semi-lunaire va en arrière, la base du grand os va en avant ; dans l'extension (fig. 20), quand le semi-lunaire va en avant, la base du grand os va en arrière ; dans l'adduction (fig. 23) quand le semi-lunaire va en dehors, la base du grand os va en dedans et inversement pour l'abduction.

A noter toutefois que dans ce mouvement inverse des deux rangées, le déplacement est plus important pour la seconde rangée que pour la première, et cela de toute la participation de la médio-carpienne.

Que va devenir dans tout cela le scaphoïde, qui, par sa situation, appartient aux deux rangées ?

Son *jeu* va être aussi *hybride* que sa situation.

Dans les mouvements de flexion, son pôle supérieur va suivre le semi-lunaire, et se porter en arrière pendant que son pôle inférieur ira en avant pour accompagner la base du grand os ; il pivotera sur son hile, si on peut s'exprimer ainsi en parlant d'un os en forme de haricot.

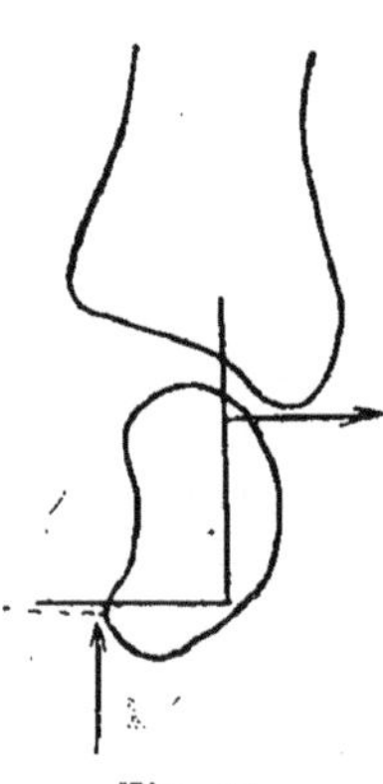

Fig. 16.
Mouvement de sonnette qui produit la luxation dorsale du scaphoïde (d'après Tavernier).

Dans les mouvements d'extension libre, il accompagnera de même le semi-lunaire.

Mais, dans les mouvements d'extension appuyée, son jeu va changer, la paume de la main appuie sur le sol et la pression transmise au pôle inférieur de l'os va lui faire décrire un mouvement de sonnette qui portera en arrière son pôle supérieur (fig. 16). Pendant ce temps, le semi-lunaire se porte en avant, dans une direction opposée, il se fera ainsi une *dislocation partielle* des os de la première rangée : dislocation physiologique des os du carpe de Destot : amorce des luxations. La pression, en effet, augmente-t-elle ? La dislocation s'accentue, le semi-lunaire s'échappe en avant (V. fig. 31), pendant que le scaphoïde fuit en arrière. C'est la dislocation pathologique dont la mise en lumière revient à M. Destot.

PHYSIOLOGIE PATHOLOGIQUE

Dans les traumatismes du poignet, l'attitude de la main au moment de l'accident est capitale, car, c'est d'elle que dépend l'orientation des forces traumatisantes, et par conséquent l'orientation des lésions.

Chute, la main en flexion.

La force appliquée sur le dos du carpe et du métacarpe repoussera le condyle carpien contre la lèvre antérieure

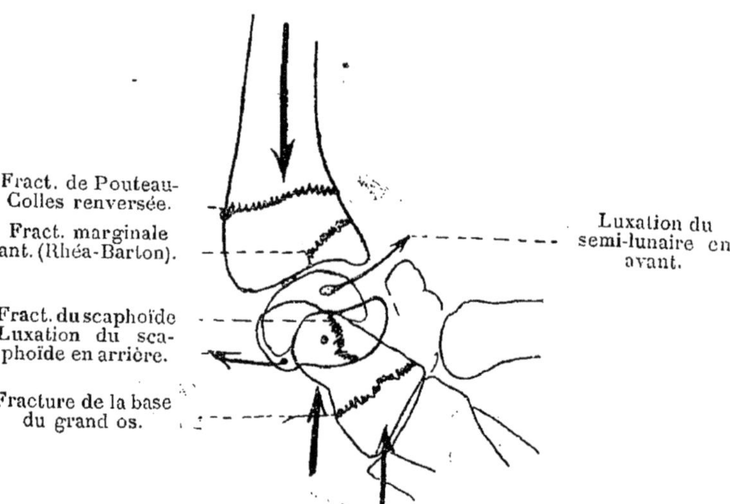

Fig. 17. — Main en flexion ; le grand os, le scaphoïde, le semi-lunaire sont mis en relief dans le schéma et dans les schémas suivants.

qui éclatera : fracture marginale antérieure ; si elle résiste, l'épiphyse en entier sera arrachée : fracture de Goyrand ou fracture de Pouteau-Colles renversée.

Si le radius résiste, le scaphoïde par flexion se fracturera à la hauteur de son hile : fracture du scaphoïde, ou bien, la base du grand os cédera, accompagnée d'une subluxation d'un ou plusieurs métacarpiens ; exceptionnellement, il se fera une dislocation carpienne : semi-lunaire en avant, scaphoïde en arrière.

Chute, la main en rectitude.

C'est une attitude rare qui se rencontre au cours d'éboulements, au cours d'accidents de motocyclette, etc.

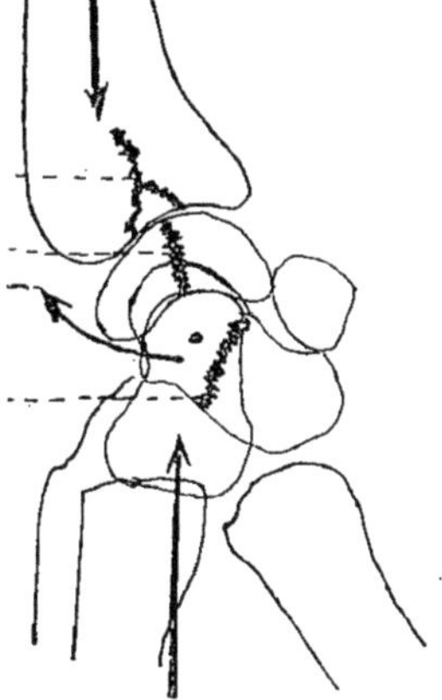

Fig. 18. — Main en rectitude.

La force appliquée sur les métacarpiens gagne le grand os, qui, très mobile et instable dans l'articulation médio-carpienne, s'échappe en arrière pendant que l'avant-bras pousse en avant la première rangée : luxation médio-carpienne. Dans son déplacement, le grand os entraîne avec lui le pyramidal, totalement, ou partiellement après l'avoir fracturé. Quant au scaphoïde, il peut se luxer en arrière, plus souvent, il se fracture en deux parties dont chacune suit le sort de la rangée à laquelle elle appartient, la moitié inférieure allant en arrière, la moitié supérieure allant en avant.

Si au contraire l'articulation médio-carpienne résiste, e grand os va soit écraser le semi-lunaire contre l'enclume radiale, soit faire éclater l'enclume radiale.

Chute, la main en extension.

A) *Hyperextension libre.* — Parfois la main est entraînée en hyperextension par un retour de manivelle

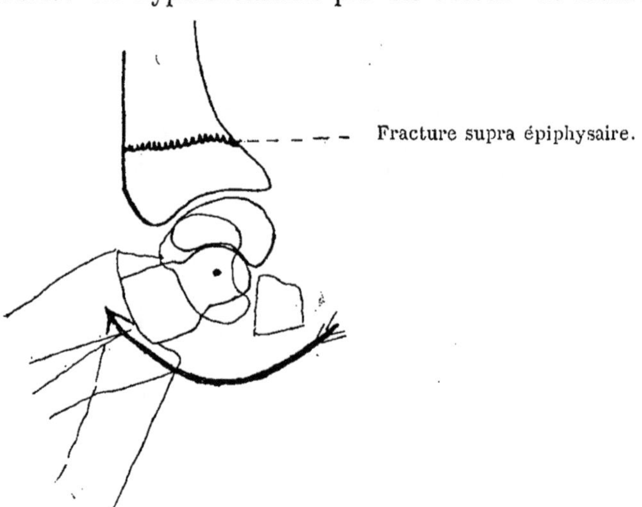

Fig. 19. — Main en extension libre à 90°.

d'automobile, il se fait une fracture du radius sus-articulaire, soit que le carpe arrache l'extrémité inférieure du radius, soit que la manivelle redresse trop brusquement la courbure antérieure de cet os.

B) *Extension et hyperextension appuyée.* — Parfois la *main est en extension légère à 45°* sur l'avant-bras, la pression transmise par le carpe rencontre le radius non pas perpendiculairement, mais obliquement ; dans ces

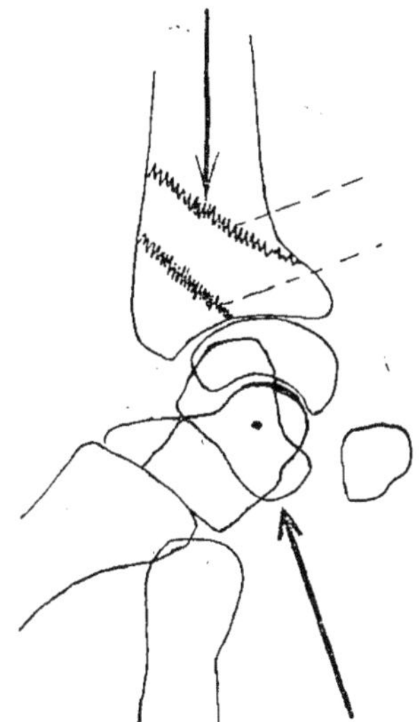

Fig. 20. — Main en extension à 45°.

conditions, l'os se trouve dans une situation défavorable pour résister, c'est lui qui cédera et non les os du carpe. On observera, soit l'éclatement simple de la lèvre postérieure : fracture marginale postérieure, soit la fracture de toute l'épiphyse avec subluxation postérieure du fragment inférieur; fracture de Pouteau-Colles, la plus fréquemment rencontrée.

En cas d'hyperextension appuyée à 90° le radius se trouve dans une situation plus favorable il reçoit normalement les pressions, c'est alors le carpe qui va céder, et on observera soit une fracture du scaphoïde, soit une dis-

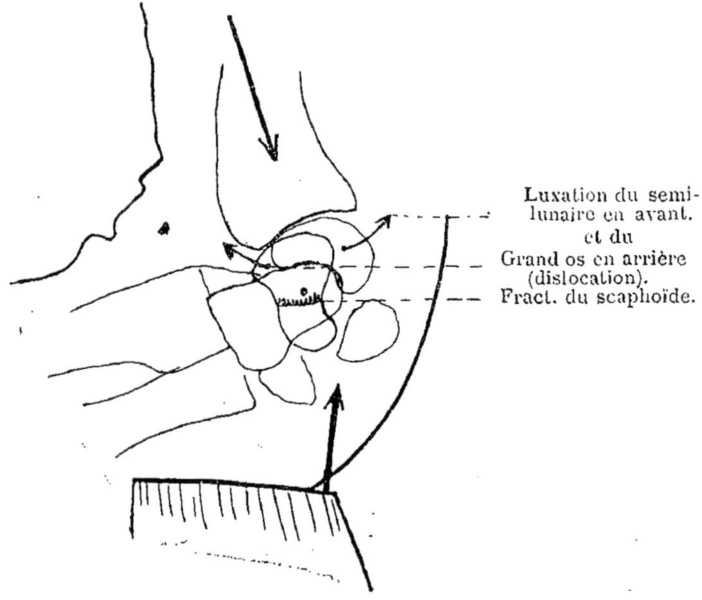

Fig. 21. — Main en extension appuyée à 90°.

location carpienne. La fracture du scaphoïde se produira quand la main est en inclinaison radiale et la dislocation carpienne, quand la main est en inclinaison cubitale.

L'inclinaison de la main est, en effet, un facteur qui a son importance, car elle influe à la fois sur les lésions carpiennes et les lésions radiales.

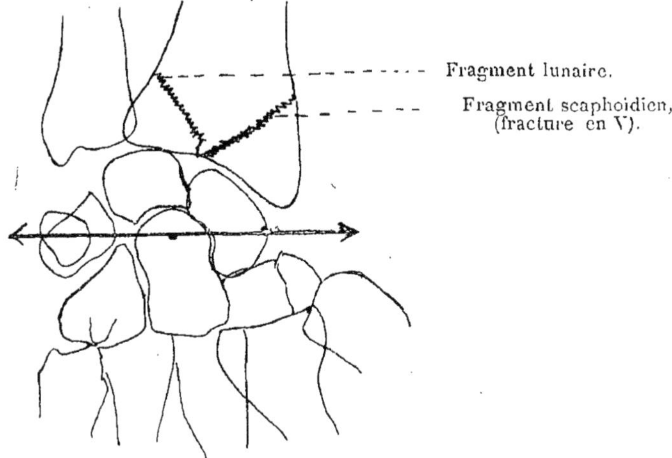

Fig. 22. — L'axe qui passe par le centre de la tête du grand os, coupe en deux parties le scaphoïde. Cet os appartient donc par sa situation comme par son jeu physiologique aux deux rangées. Main en attitude normale.

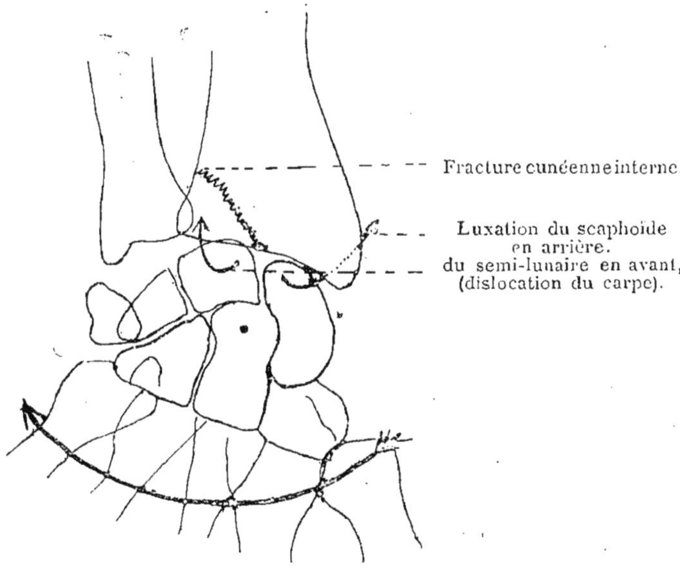

Fig. 23. — Main en inclinaison cubitale.

La main en attitude normale, scaphoïde et semi-lunaire entrent tous les deux en contact avec le radius, il se fait une fracture en Y ou en V avec un fragment scaphoïdien et un fragment lunaire.

La main est en inclinaison cubitale, le scaphoïde touche à peine la surface articulaire du radius ; le semi-lunaire transmet à lui seul ou presque la pression, il se fait

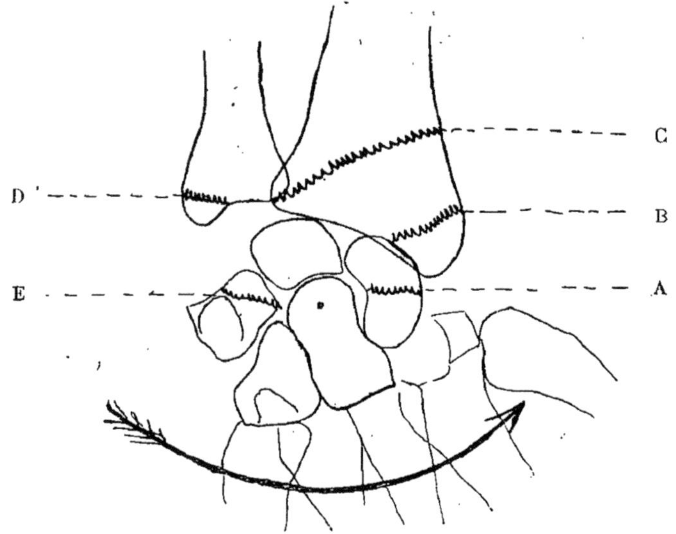

A. — Fracture du scaphoïde.
B. — Fracture cunéenne externe.
C. — Fractures de Pouteau-Colles.
D. — Fracture de l'apophyse styloïde du cubitus. (Fracture de Dupuytren).
E. — Fracture du pyramidal.

Fig. 24. — Main en inclinaison radiale.

une fracture cunéenne, interne, grave, parce qu'elle intéresse l'articulation radio-cubitale inférieure. Ajoutons qu'il se fait aussi, comme nous l'avons signalé plus haut, une dislocation du carpe, projection du semi-lunaire en avant, projection du grand os en arrière.

La main est en inclinaison radiale, le semi-lunaire touche à peine le radius, le scaphoïde devient le répartiteur des pressions. Ou bien il va céder lui-même : fracture du scaphoïde, ou bien il va fracturer partiellement le radius: fracture cunéenne externe, ou bien, il va le fracturer plus complètement (fracture de Pouteau-Colles). Parfois même, la pression latérale est tellement puissante qu'il se fait une fracture complète de l'épiphyse radiale qui se porte en dehors, après déchirement des ligaments radio-cubitaux inférieurs, arrachement de l'apophyse styloïde cubitale et parfois fissure du pyramidal.

C'est la fracture de Dupuytren du membre supérieur.

Fractures par arrachement.

D'après ce qui précède, on voit la part énorme faite au mécanisme de l'écrasement ; mais beaucoup d'auteurs insistent aussi sur le mécanisme de l'arrachement ligamentaire. M. Pierre Delbet, en particulier, a repris à ce point de vue, l'étude des luxations du carpe. Dans le mouvement d'extension, les ligaments antérieurs qui vont du radius au grand os se rompent, l'articulation du semi lunaire et du grand os est ouverte, le grand os glisse alors sur le dos du semi-lunaire (luxation du grand os en arrière); puis il chasse le semi-lunaire en avant ; cet os s'échappe alors (luxation du semi-lunaire en avant) laissant occuper sa place par le grand os.

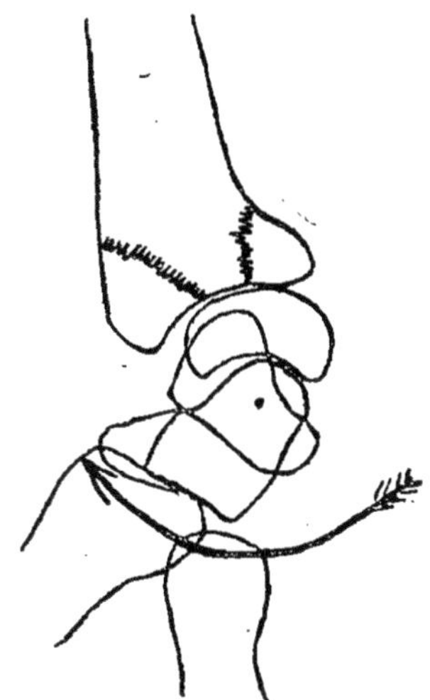

Fig. 25. — Arrachement de la lèvre antérieure. Ecrasement de la lèvre postérieure.

Nous ne nous attarderons

pas à cette discussion théorique, car souvent les lésions sont associées comme dans le schéma 25 : arrachement de la lèvre antérieure, écrasement de la lèvre postérieure.

TRAITEMENT

L'exposé pathogénique des lésions traumatiques du poignet facilitera leur classification en présence des clichés radiographiques. Elle a moins d'intérêt au point de vue du traitement.

Pratiquement, à ce point de vue, il faut distinguer trois ordres de lésions : les fractures sus-articulaires du radius ; les fractures articulaires du radius, et les lésions carpiennes : fracture du scaphoïde et dislocation carpienne.

Fractures sus-articulaires.

A) *Les fractures sus-articulaires sans déplacement* seront immobilisées huit à dix jours dans une gouttièreplâtrée et ensuite on les mobilisera progressivement.

B) *Les fractures sus-articulaires avec déplacement* sont de deux ordres, soit la fracture par flexion avec projection de l'épiphyse en avant : fracture de Goyrand ; soit la fracture par extension avec projection en arrière de l'épiphyse : fracture de Pouteau-Colles. La réduction est de toute nécessité.

1° *La fracture de Goyrand*, assez rare, se caractérise par une inflexion palmaire de l'épiphyse, les deux fragments forment un angle à sinus ouvert en avant.

La réduction se fera sous extension et sous contre-extension. On portera la main en extension forcée tout en appuyant fortement avec les deux pouces sur le sommet de l'angle dorsal. La réduction faite, la contention sera assurée par un appareil plâtré.

La mobilisation sera commencée du quinzième au dix-huitième jour ; on assouplira tous les doigts et le poignet, tout en évitant de produire aucun mouvement dans le foyer de fracture. Après chaque séance, le blessé sera remis dans son appareil qu'il conservera au moins trente jours.

Les séances de massage, d'abord quotidiennes, deviendront par la suite bi ou tri-quotidiennes.

2° *La fracture de Pouteau-Colles* est la plus fréquente. Elle se caractérise, 1° par un télescopage de la diaphyse dans l'épiphyse ; 2° par une subluxation postérieure du fragment inférieur qui donne le dos de fourchette, et 3° par une subluxation externe de ce même fragment, par suite de la prédominance du télescopage externe (ascension de l'apophyse styloïde radiale, déviation de l'axe de la main).

Réduction

La réduction est ici absolument nécessaire, car, sans cela il persiste des troubles, notamment une limitation de flexion de la main. Mais, qu'on ne s'y méprenne pas, cette réduction est exceptionnellement difficile ; la manœuvre habituelle de Volkmann est inefficace.

Que faut-il faire ? il y a trois déplacements ; il faut les corriger tous les trois. Par l'extension et la contre extension, on agira sur l'engrènement fragmentaire, par la mise en flexion forcée du poignet avec pression sur le sommet palmaire de l'angle, on corrigera la subluxation postérieure, par la mise en adduction forcée de la main, on supprimera la subluxation externe. On procédera de la façon suivante : l'avant-bras repose sur une table, la main en pronation, pendante au bord de la table. D'une main, on maintient l'avant bras tandis que de l'autre, on tire fortement en bas en fléchissant la main ; si le désengrènement se fait, on obtient un craquement sec ; la réduction est amorcée ; on la complète en ramenant la main en supination et en inclinaison cubitale. La réduction est d'autant plus facile et plus efficace qu'elle est plus précoce. Une fracture doit être traitée d'extrême urgence comme une hernie étranglée.

Contention. — La contention est assurée par une gaine plâtrée qui prendra coude et poignet, de façon à maintenir la position de réduction : main en supination, flexion légère de la main, inclinaison cubitale forte. La supination, contrairement à la position classique d'Hennequin, est indispensable si on a pu obtenir le désengrènement des fragments, car, sans cela, on s'expose au décalage du radius que nous décrirons dans le chapitre suivant.

Le plâtre doit prendre le coude ; sinon, le maintien de la main en supination est impossible. Rien ne s'opposerait en effet à la rotation, et par suite au décalage de l'os.

Mobilisation. — La réduction a été obtenue, annoncée par un craquement sec ? L'immobilisation complète sera longue : de trente à quarante jours, après quoi, on commencera la mobilisation progressive. A cet effet, on transformera l'appareil plâtré circulaire en gouttière, et on fera des séances de plus en plus longues de massage. Tout appareil de contention ne sera pas enlevé avant le quarantième jour.

La réduction n'a pas été obtenue ? L'engrènement persiste avec les autres déformations. Dans ces cas point n'est besoin d'immobiliser, on laissera reposer le membre pendant cinq à six jours dans une gouttière, pour faciliter la résorption des épanchements sanguins et on commencera la mobilisation.

Fractures articulaires du radius.

Fractures marginales et cunéennes.

Dans les fractures marginales ou cunéennes, la réduction est difficile, car on n'a pas de prise sur les fragments.

Il n'y faut point songer ; le danger dans cette lésion articulaire est l'ankylose. Il faut *mobiliser* et mobiliser le plus tôt possible sans s'occuper de la réduction.

Dans l'intervalle des séances, le membre reposera dans une gouttière plâtrée.

Fractures par éclatement.

Dans ces fractures, le carpe s'engage dans la faille osseuse produite par la séparation des fragments an-

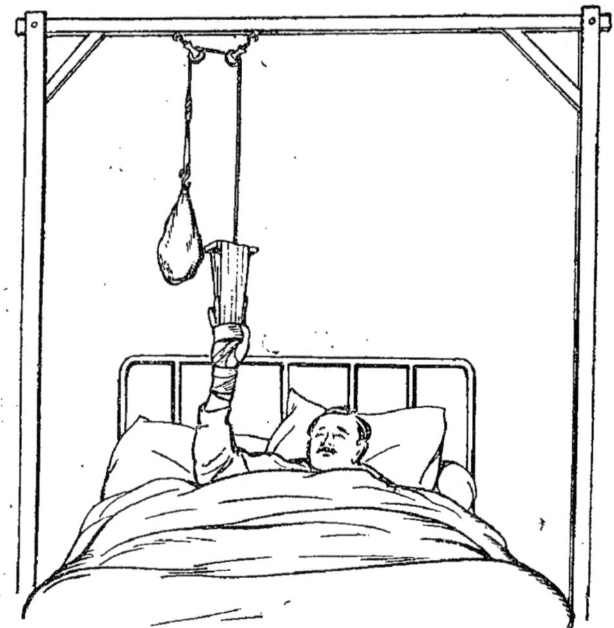

Fig. 26. — Fracture articulaire du poignet droit. Extension continue et suspension permettant la mobilisation active et passive de l'articulation.

térieur et postérieur. Si les choses restent en l'état, c'est l'ankylose presque sûre, ou pour le moins la limitation très importante de tous les mouvements.

Il faut donc ici *réduire* et à la fois *mobiliser*.

On y arrivera en utilisant *l'extension continue*, par un procédé très simple. A une potence qui traverse le lit dans la largeur ou la longueur, on visse un piton, on y suspend une poulie à crochet (fig. 27) sur laquelle on fera réfléchir la corde de traction. Il suffit de mettre 3 kilogs le premier jour et 2 les jours suivants ; la contre-extension est assurée par le poids du membre et la réduction se fait seule. Dans les milieux peu fortunés, où les chambres à coucher manquent de plafond, point n'est besoin de potence, il suffira de visser le piton directement dans une poutrelle (Fig. 28).

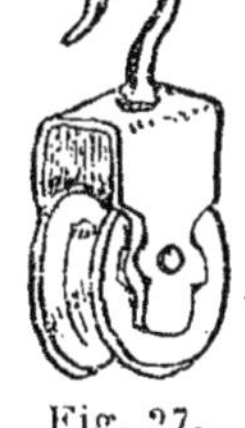

Fig. 27. Poulie à crochet.

Pour installer l'extension continue, on emploiera le gant collé déjà décrit qui a pour inconvénient d'immobiliser les doigts ; on pourra alors avec plus d'avantages ne coller le gant que sur les deux faces et les bords de la main, en laissant les doigts libres sur toute leur étendue. Il suffira de rabattre sur les deux faces de la main, les deux bouts d'une bande préalablement enduite de colle à ses extrémités et ensuite de fixer ces deux bouts à l'aide de deux circulaires enduites de colle, l'une d'elles sera placée au-dessus du pouce, au cou du poignet, et l'autre, au-dessous du pouce, dans la région métacarpienne.

On commence à mouvoir le poignet délicatement, mouvements passifs, dès l'installation de l'appareil, et au bout de deux ou trois jours, on engage le malade à faire lui-même quelques mouvements (mouvements actifs).

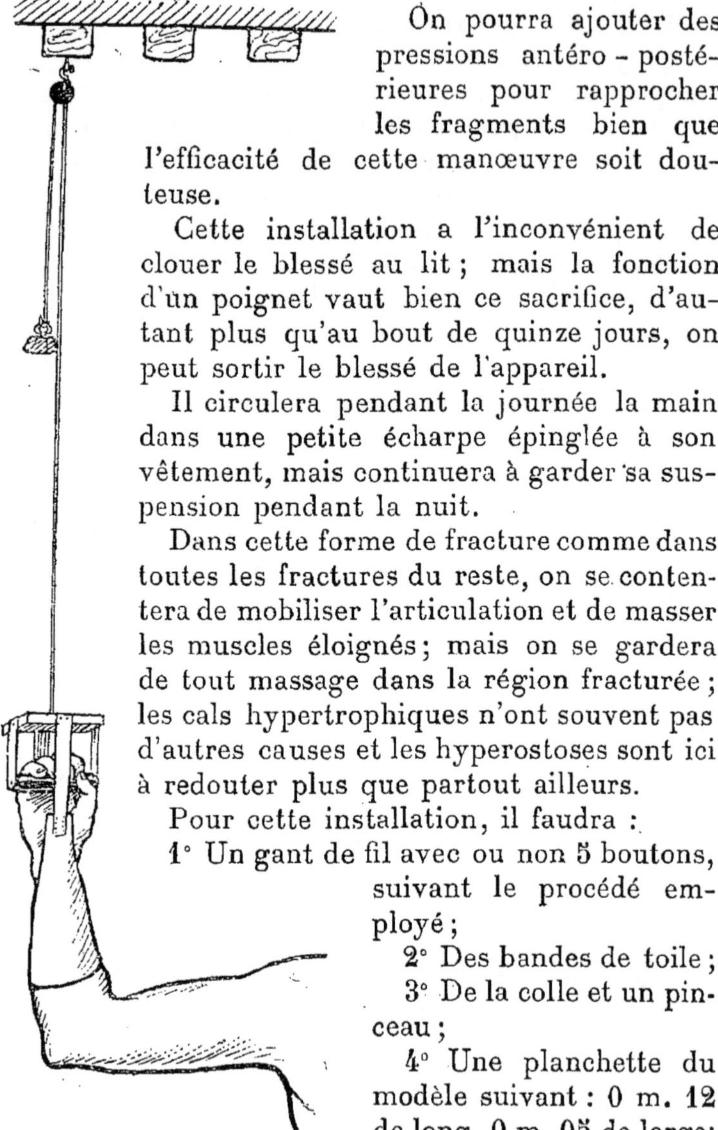

On pourra ajouter des pressions antéro-postérieures pour rapprocher les fragments bien que l'efficacité de cette manœuvre soit douteuse.

Cette installation a l'inconvénient de clouer le blessé au lit ; mais la fonction d'un poignet vaut bien ce sacrifice, d'autant plus qu'au bout de quinze jours, on peut sortir le blessé de l'appareil.

Il circulera pendant la journée la main dans une petite écharpe épinglée à son vêtement, mais continuera à garder sa suspension pendant la nuit.

Dans cette forme de fracture comme dans toutes les fractures du reste, on se contentera de mobiliser l'articulation et de masser les muscles éloignés ; mais on se gardera de tout massage dans la région fracturée ; les cals hypertrophiques n'ont souvent pas d'autres causes et les hyperostoses sont ici à redouter plus que partout ailleurs.

Pour cette installation, il faudra :

1° Un gant de fil avec ou non 5 boutons, suivant le procédé employé ;

2° Des bandes de toile ;

3° De la colle et un pinceau ;

4° Une planchette du modèle suivant : 0 m. 12 de long, 0 m. 05 de large ;

Fig. 28. — Suspension du poignet à une poutrelle du plafond.

5° De la ficelle ;
6° Du sétin ;
7° Deux pitons et deux poulies à crochet [1] ;
8° Trois ou quatre sacs de sable de 1 kilo.
9° Un portique. Un portique tout simple suffit, il sera placé en travers du lit.

Il comprend : *a*) une longue attelle horizontale de 1 m. 50 de longueur, 0 m. 06 de largeur et de 0 m. 03

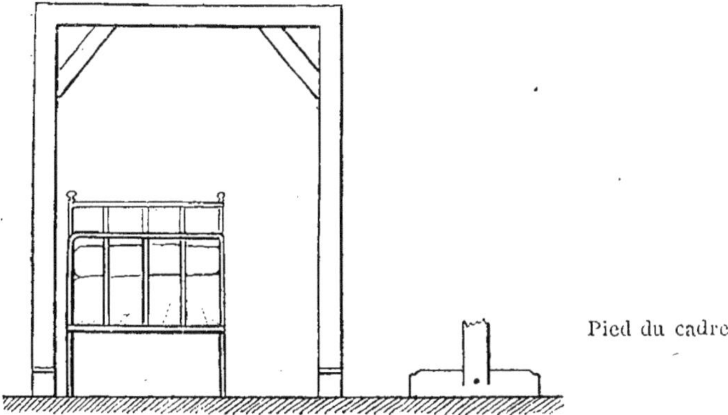

Fig. 29. — Cadre transversal pour la suspension des fractures du membre supérieur.

Dimensions : attelle horizontale 1,50 long., 0,06 larg., 0,03 épais. — Attelles verticales, 1,90 haut., 0,05 larg., 0,04 épais. — Support oblique, 0,31 long, 0,04 larg., 0,02 épais. — Pied, 0,70 long., 0,10 larg., 0,05 haut.

d'épaisseur ; *b*) deux attelles verticales de 1 m. 90 de hauteur, de 0 m. 05 de large et de 0 m. 04 d'épaisseur.

1. On trouve dans le commerce, ces poulies en cuivre pour un prix très modique.

Les attelles verticales à l'une des deux extrémités ont une mortaise dans laquelle se place de champ l'attelle horizontale préalablement amincie. Pour renforcer on place au niveau de chaque angle, un support oblique taillé en biseau à ses extrémités et vissé dans chaque pièce (0 m. 31 de long, 0 m. 04 de large, 0 m. 02 d'épaisseur).

En bas, les attelles verticales s'enfoncent par un tenon dans la mortaise d'un pied mesurant 0 m. 70 de long, 0 m. 10 de large, 0 m. 05 de haut.

Traumatismes du carpe.

Les traumatismes du carpe se reconnaîtront à l'intégrité de la ligne bistyloïdienne et surtout par l'examen du col du poignet qui diminue de hauteur et augmente d'épaisseur.

La *fracture du scaphoïde* se reconnaît par l'exploration de la tabatière anatomique ; l'ecchymose de cette zone et de l'éminence thénar, la douleur à la palpation, souvent la saillie d'un noyau en sont les signes. Il faut signaler aussi la douleur provoquée par refoulement du pouce et de l'index contre leur racine, ce qui explique que le blessé puisse porter sans douleur un lourd seau mais ne puisse le soulever sans ressentir une gêne plus ou moins marquée.

Dans les fractures récentes, il faut réduire et pour cela mettre la main en flexion et en inclinaison cubitale forcée pour découvrir la loge scaphoïdienne, puis, avec les pouces appliqués, l'un dans cette loge, l'autre sur le dos de la main, refouler les fragments contre le grand os qui servira d'attelle. La contention sera réalisée, par une gaine plâtrée dans cette position. L'immobilisation durera de dix à quinze jours et sera suivie de massage.

Si la réduction du fragment supérieur basculé en arrière est impossible, il faut en faire l'ablation sanglante et mobiliser précocement.

Dans les fractures anciennes, l'intervention sanglante seule donnera des résultats.

Les *dislocations carpiennes* (luxation du semi-lunaire en avant et du scaphoïde en arrière) se reconnaissent à la diminution de hauteur du carpe et à son augmentation d'épaisseur, à l'existence d'une saillie dans la gouttière carpienne, soulevant les tendons flé-

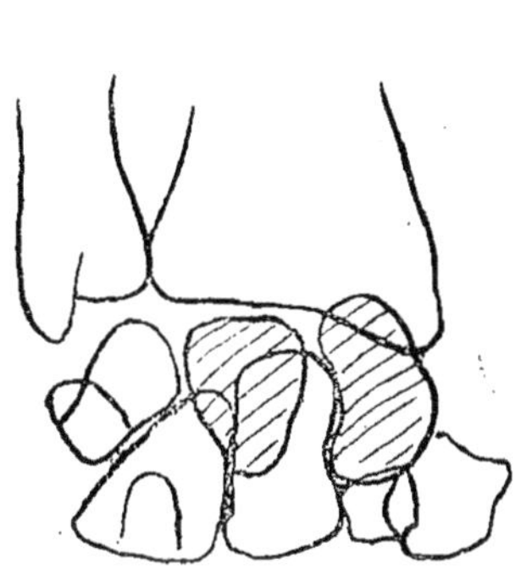

Fig. 30. — Dislocation carpienne. Vue de face.

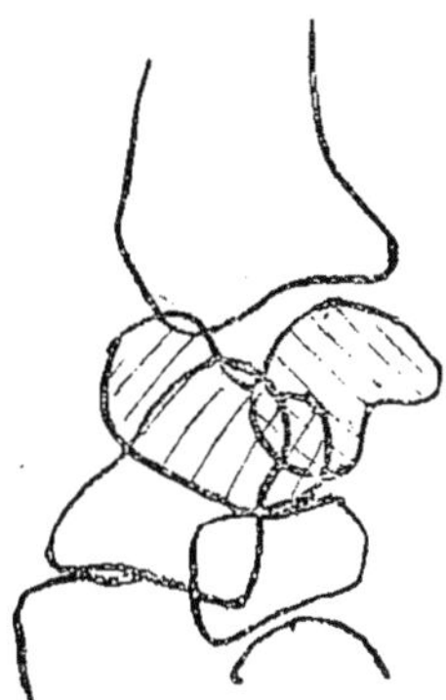

Fig. 31. — Dislocation carpienne. Vue de profil. Luxation du semi-lunaire en avant. Luxation du scaphoïde en arrière.

chisseurs et le nerf médian et pouvant gêner la flexion des doigts et donner des troubles dans le territoire de ce nerf (fourmillement des 2e et 3e doigts), — à la saillie dorsale du grand os, — à l'aspect de la main figée en demi-extension.

Réduction. — On ouvre la loge du semi-lunaire en tirant fortement sur la main en hyperextension ; en même temps le ligament antérieur tendu presse sur le semi-lunaire. On coiffe la tête du grand os par le semi-lunaire en appuyant fortement sur cet os et en ramenant la main en rectitude.

L'immobilisation dure quelques jours à peine et on commence aussitôt les manœuvres de mobilisation.

Dans les fractures anciennes, seule la résection donnera des résultats.

CHAPITRE III

LÉSIONS TRAUMATIQUES OSSEUSES DE L'AVANT-BRAS

Les lésions traumatiques de l'avant-bras sont toujours graves, car, comme le fait remarquer très justement M. le professeur Delbet, avec elles « on louvoie toujours entre la pseudarthrose et le cal vicieux ». Aussi comprend-on mal « l'espèce de désinvolture avec laquelle sont envisagées ces fractures dans bien des ouvrages ».

Même dans les mains les plus expertes, les résultats sont loin d'être parfaits, tout au moins pour les fractures des deux os ; presque toujours il existe à leur suite une limitation assez prononcée de la rotation antibrachiale, bien difficile à éviter sans la réduction sanglante. Le traitement de ces fractures est un problème délicat dont on saisira mieux toutes les nuances après l'exposé de l'anatomie et de la physiologie de la région.

ANATOMIE

L'avant-bras est le siège des mouvements de rotation de la main, fonction assurée par une forme très spéciale du squelette.

Les deux os, radius et cubitus, sont légèrement incurvés en avant. Le cubitus, pivot de la rotation est très légèrement sinueux et présente une particularité importante : le déjettement externe de son extrémité inférieure ; de cette façon, le centre de la tête cubitale se trouve placé sous le centre de la cavité sigmoïde du cubitus. Le centre de la tête radiale qui occupe cette cavité et celui de la tête cubitale se trouvent sur la même ligne droite qui formera l'axe de rotation antibrachial.

Le radius (rayon), os mobile présente à son extrémité supérieure un renflement arrondi : la tête radiale qui tourne sur elle-même. Au-dessous, il porte sur son bord interne un fort saillant : la tubérosité bicipitale, tandis que plus bas il décrit une grande courbe à convexité externe : la courbe pronatrice. Par suite de ses courbures, cet os est légèrement plus long que son voisin (4 mm. de plus) dans sa partie juxta-radiale bien entendu, c'est-à-dire dans la partie sous-sigmoïdienne.

En haut, le radius tourne sur sa tête, fixé à la cavité sigmoïde par le ligament annulaire. En bas, il effectue sa rotation autour de la tête cubitale, rattaché à elle par le solide ligament triangulaire qui du bord inférieur de la cavité sigmoïde radiale va s'insérer à la petite cavité préstyloïdienne de la tête du cubitus.

Sur le radius s'insèrent dans son tiers supérieur, sur cette partie que j'ai appelée le vilebrequin supinateur : les deux muscles supinateurs, biceps et court supinateur ; plus bas, la courbe pronatrice donne insertion aux muscles pronateurs : rond et carré pronateurs, dénommée pour cela vilebrequin pronateur. Ainsi donc, cet os donne insertion à la fois à des muscles rotateurs en dehors et rotateurs en dedans.

Le cubitus par contre ne donne insertion qu'à des muscles pronateurs. C'est l'anconé en haut, dont le rôle pronateur a été démontré par Duchenne de Boulogne et c'est le carré pronateur en bas.

Cette disposition musculaire est de première importance, car c'est elle qui commande les déplacements fragmentaires et partant influence la réduction.

PHYSIOLOGIE

Longtemps très discutée, cette question est aujourd'hui réglée. La rotation antibrachiale est excessivement variée.

Tantôt, le cubitus reste immobile et le radius décrit autour de lui un mouvement de révolution. Tantôt le radius reste immobile et le cubitus décrit autour de lui le mouvement de révolution. Tantôt la rotation se fait par un mouvement simultané des deux os ; dans les trois cas, le radius effectuant en plus un mouvement de rotation sur son propre axe.

Dans ces divers mouvements, la rotation peut se faire soit en dedans : pronation, soit en dehors : supination.

La pronation est assurée avant tout par la contraction du rond et du carré pronateurs si le radius se déplace seul, et par l'anconé et le carré pronateur, si le cubitus entre aussi en mouvement.

La supination se produit par contraction du biceps et du court supinateur.

PHYSIOLOGIE PATHOLOGIQUE

Fracture isolée du radius.

Après une fracture isolée de la diaphyse radiale, fracture complète bien entendu, les fragments peuvent se télescoper ou chevaucher l'un sur l'autre ; toutefois, le chevauchement ne dépassera jamais 4 millimètres, à moins qu'il ne se produise une luxation du radius à l'une de ses extrémités ; cette éventualité n'est pas rare, et cette luxation ou subluxation siège presque toujours au niveau de l'articulation radio-cubitale inférieure, cette articulation est en effet solidaire du radius, comme l'articulation radio-cubitale supérieure est plutôt solidaire du cubitus.

Les fragments se déplacent en avant et en dedans, entraînés par la contraction des muscles biceps et rond pronateur réunis.

Quand à l'orientation des fragments, elle a donné lieu à de nombreuses discussions.

Les fragments sont-ils en pronation, en supination, en position intermédiaire ? Certes, l'orientation du fragment inférieur est facile à déterminer, par la position même de la main ; mais, il n'en va pas de même pour celle du fragment supérieur.

D'après les travaux de M. Destot, confirmés par mes propres recherches [1], le fragment supérieur est toujours en supination, et c'est pour cela qu'il faut toujours immobiliser ces fractures en *supination.*

Comment se fait-il que dans des ouvrages tout récents, d'autres opinions soient formulées sur ce point, cela tient certainement à ce que les auteurs ont été impressionnés par la conception de Malgaigne ; cet auteur distinguait, en effet, trois variétés de fractures diaphysaires du radius :

1° Les fractures du tiers supérieur où le fragment supérieur soumis à l'action unique du biceps et du court supinateur, se mettait en supination, et qu'il fallait immobiliser en supination.

2° Les fractures du tiers moyen où le fragment supérieur soumis à l'action combinée des muscles supinateurs et du muscle rond pronateur se mettait en position intermédiaire et qu'il fallait immobiliser en semi-pronation.

3° Les fractures du tiers inférieur où le fragment supérieur soumis à l'action éloignée des muscles supinateurs et à l'action immédiate des muscles pronateurs se mettait en pronation et qu'il fallait immobiliser en pronation.

La rigueur scientifique de cette conception n'est que toute apparente ; les documents radiographiques sont là pour la contredire. Dans toutes les fractures, quel que soit le siège du trait de fracture, le fragment

1. Fernand Masmonteil. Des fractures diaphysaires de l'avant-bras. Thèse de Paris, 1917.

supérieur est toujours en supination. Et du reste, cette théorie ne peut résister à une discussion de physiologie musculaire un peu serrée. Quand un os est soumis à l'action combinée de muscles antagonistes, il ne compose pas, il obéit au plus puissant. Or les muscles supinateurs, comme les recherches de Fick et les miennes l'ont montré, sont plus puissants que les muscles pronateurs ; rien d'étonnant à ce que le fragment supérieur soit toujours en supination.

De plus, tandis qu'après la fracture, par suite du déplacement fragmentaire le bras de levier des muscles supinateurs augmente, celui des muscles pronateurs diminue.

Par conséquent, constitutionnellement plus faibles, amoindris par le déplacement fragmentaire, les muscles pronateurs, en présence des muscles supinateurs restent sans action sur l'orientation du fragment supérieur. Il sera toujours *en supination,* même quand le trait de fracture siège bas, au niveau de l'épiphyse inférieure. Ce qui amène à formuler cette règle absolue ; *immobiliser en supination toutes les fractures diaphysaires du radius, sans exception.*

La méconnaissance de cette loi expose au cal vicieux le plus grave de l'avant-bras : le décalage du radius, entrevu par Lonsdale et remarquablement mis au point par M. Destot. La consolidation se fait alors, le fragment supérieur en supination et le fragment inférieur en pronation. Toute rotation est impossible, puisque le fragment supérieur est « à bout de course » (Destot). Voir fig. 32.

En somme, chevauchement, angulation antéro-interne, supination, tels sont les déplacements à corriger dans une fracture diaphysaire du radius. Pour y arriver, on placera la main en adduction forcée, en

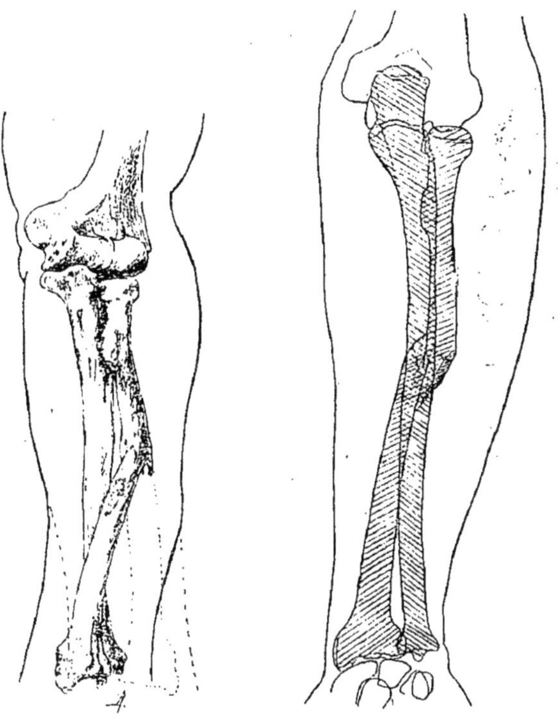

Fig. 32. — Décalage total du radius : le fragment supérieur est en supination comme en témoigne la situation interosseuse de la tubérosité bicipitale ; le fragment inférieur est en pronation (squelette et calque radioscopique).

flexion légère et en supination ; le coude sera immobilisé à l'angle droit ou à l'angle légèrement aigu, de façon à relâcher le biceps et le rond pronateur, qui attirent en avant le fragment supérieur.

Fracture isolée du cubitus.

La fracture directe de la diaphyse cubitale ne s'accompagne jamais de chevauchement ; tout au moins primitivement.

Par contre dans les fractures indirectes il est la règle, mais il s'accompagne alors d'une luxation de la tête radiale. On a beaucoup discuté pour savoir si la fracture était primitive ou secondaire à la luxation ; peu importe, la luxation constitue la grosse lésion, celle dont on devra s'occuper avant tout.

Les fragments, après la fracture, sont soumis ici uniquement à l'action de muscles pronateurs : le fragment supérieur entraîné par l'anconé se mettra en légère extension et en abduction, se portant obliquement en arrière et en dehors. Quant au fragment inférieur, attiré par le carré pronateur, il se porte vers l'espace interosseux, et si la main est en supination, pivote sur lui-même, faisant de sa face antérieure, une face externe (fig. 33) ; il se décale par rotation externe ; décalage dont j'ai apporté les premières observations [1].

Si la consolidation se fait dans ces conditions, le radius ne trouvera plus de surfaces articulaires pour

1. Fernand Masmonteil. Des fractures diaphysaires de l'avant-bras. Thèse de Paris 1917. Fernand Masmonteil. Le décalage du cubitus. *P. M.* avril 1918.

glisser en pronation. Il persistera une limitation fonctionnelle pouvant atteindre de 45 à 90° et portant sur

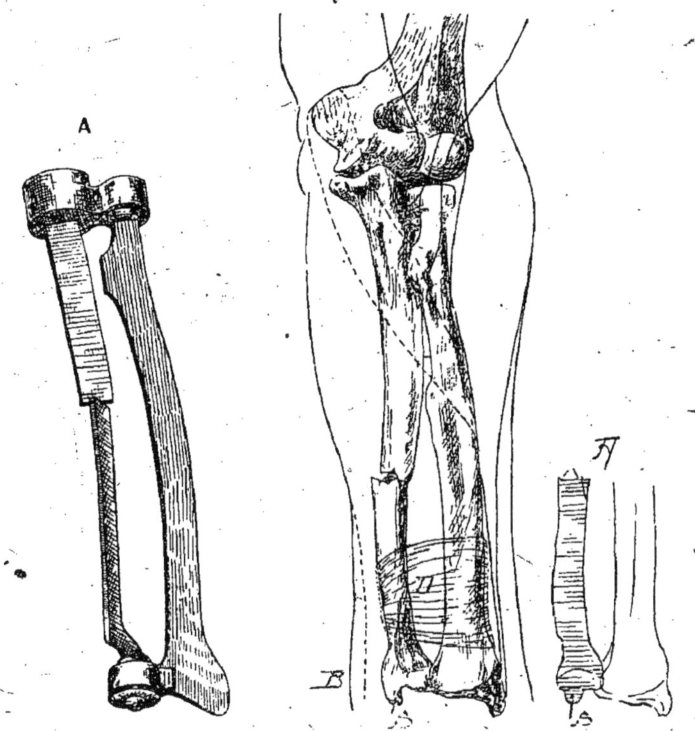

Fig. 33 — Décalage du cubitus (appareil de démonstration et squelette). Remarquer la torsion sur son axe du fragment inférieur (sur l'appareil de démonstration). Remarquer le changement de position de l'apophyse styloïde du cubitus qui n'est plus dorsale, mais latérale interne (pour le squelette).

A. – Situation normale de la styloïde.

le territoire de la pronation, perte peu importante en somme par suite de la compensation scapulaire. Pour obtenir la réduction, il suffit donc de mettre en relâchement les muscles pronateurs qui créent les déplacements, et partant de ramener la main *en pronation*, et de mettre le coude en légère extension.

Grâce à cette position que j'ai conseillée, contrairement à tous les classiques, la consolidation se fait dans de bonnes conditions ; la direction, l'orientation de l'os sont rétablies, la coaptation fragmentaire est parfaite ; la rotation reste intacte après la consolidation. Il persiste à peine un rétrécissement de l'espace interosseux sans importance au point de vue fonctionnel. La bénignité du rétrécissement de l'espace interosseux à la suite des fractures du cubitus est à opposer à la gravité de celui qui survient à la suite des fractures du radius.

Fracture des deux os de l'avant-bras.

Les fractures des deux os de l'avant-bras sont excessivement graves ; à leur suite, il existe obligatoirement une limitation fonctionnelle ; car, la réduction simultanée des os est impossible. Le radius obéit aux muscles supinateurs et fléchisseurs et se réduit par la supination et la flexion du coude ; le cubitus obéit aux muscles pronateurs et extenseurs et se réduit par la pronation et l'extension. Il faut donc choisir : le radius est l'os important de l'avant-bras, celui dont les cals vicieux et les pseudarthroses sont graves, c'est lui dont il faut, d'abord, assurer la réduction ; sans hésitation, on immobilisera en supination et en flexion ; par contre, le cubitus est l'os secondaire, celui dont les cals vicieux sont bénins et les pseudarthroses « providentielles » (Destot) ; il se trouvera décalé, la moitié de la rotation sera supprimée dans le territoire de la pronation ; tant-pis ! cette perte est inévitable, à moins qu'on ne recourre comme M. Heitz-Boyer et moi-même nous le conseillons, à la réduction sanglante isolée du cubitus, facile à faire sur un os superficiel, réduction suivie d'immobilisation en supination.

Surtout, on se gardera d'immobiliser en position intermédiaire, on tomberait ainsi de Charybde en Scylla ; obtenant du même coup un décalage partiel des deux os avec probablement synostose.

Dans ces fractures, il va sans dire que le chevauchement est souvent très important, et que l'extension continue, temporaire ou prolongée sera nécessaire pour le corriger.

Étude clinique

La fracture isolée de la diaphyse radiale se reconnaîtra à la déviation de la main suivie de l'ascension de l'apophyse styloïde.

La fracture isolée de la diaphyse cubitale passera inaperçue, si on ne la recherche systématiquement, car, ce qui en impose surtout, c'est la luxation radiale révélée par l'existence d'une saillie externe à la face antérieure du coude.

La fracture des deux os se reconnaît à première

vue et nous n'insisterons pas, si ce n'est pour rappeler que toutes les recherches des points douloureux, de mobilité anormale, de crépitation, sont des manœuvres dangereuses et qu'il faut à jamais proscrire des traités et surtout de la pratique.

La radiographie doit être employée toutes les fois qu'on le peut, car elle lève toutes les hésitations, et de plus constitue un document précieux pour les cas litigieux. A ce sujet, il faut rappeler la valeur de la tubérosité bicipitale comme repère radiologique pour le radius et la valeur de l'apophyse styloïde pour le cubitus.

TRAITEMENT

Fracture isolée du radius.

Réduction

La réduction des fractures isolées du radius est assez facile de même que leur contention, l'intégrité de l'attelle cubitale étant un adjuvant précieux.

On commence par appliquer la gaine plâtrée en prenant les articulations du poignet et du coude, car, sans cela aucune contention n'est possible, et, pendant la dessication, on fait les manœuvres de réduction. On met la main en supination complète pour éviter le décalage ; on porte la main en inclinaison cubitale forcée (fig. 34) pour corriger le déplacement interne du fragment inférieur et éviter le rétrécissement de l'espace interosseux ; on fait une légère flexion (fig. 35) de la main sur l'avant-bras pour relâcher les muscles fléchisseurs et empêcher la saillie antérieure du fragment inférieur. Enfin, on place le

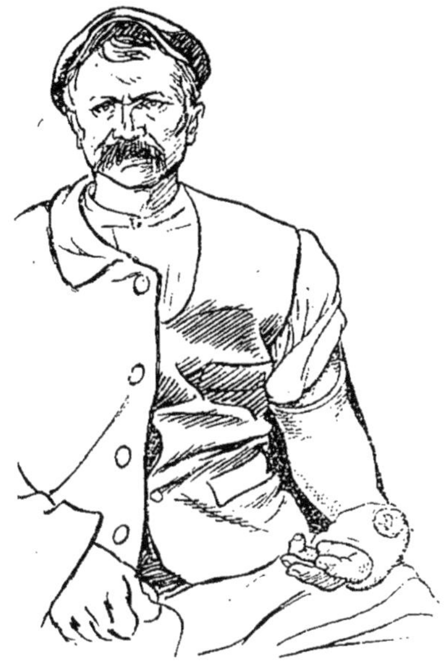

Fig. 34. — Fracture isolée du radius gauche. Vue de face. Remarquer la supination et l'adduction de la main.

coude en flexion à l'angle droit ou à l'angle aigu, la flexion étant d'autant plus accusée que le trait de fracture siège plus haut. On obtient ainsi le relâchement du biceps et du carré pronateur qui attirent en avant le fragment supérieur. Telle est la position du membre qui favorise le mieux la réduction.

Pour la compléter, on peut encore par une pression directe au niveau de la fracture, refouler les fragments en arrière et en dehors.

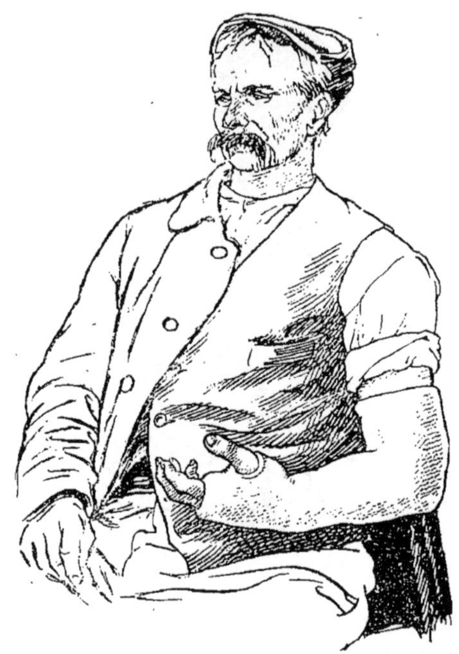

Fig. 35. — Fracture isolée du radius gauche. Vue de profil. Remarquer la flexion légère du poignet.

Immobilisation. — L'immobilisation durera de trente à trente-cinq jours. Pendant cette période, on mobilisera chaque jour les doigts du blessé : on l'engagera à répéter lui-même souvent des mouvements actifs et si on percevait une tendance à la rétraction des doigts, on appliquerait une planchette pour les étendre.

C'est qu'en effet, une complication assez fréquente de ces fractures est la rétraction ischémique de Volkmann.

Cette complication est dûe généralement à un appareil trop serré ; il faut donc bien veiller à ce que l'appareil d'immobilisation ne gêne pas la circulation, et si un œdème violacé de la main survenait, il faudrait immédiatement refaire un nouvel appareil.

Mobilisation. — Vers le trente-cinquième jour, on fera une mobilisation douce et méthodique.

Fracture isolée du cubitus.

A. — *Fracture directe.*

RÉDUCTION

La fracture directe du cubitus ne doit pas être négligée. On a coutume de dire que le radius intact sert d'attelle, que les fragments ne sont pas déplacés et que l'immobilisation est inutile. C'est une grave erreur.

Ce qui se produit, c'est une rotation sur lui-même du fragment inférieur, quand on met la main en supination ; le carré pronateur tendu et prenant point d'appui sur le radius fait pivoter son insertion cubitale. De plus, les mouvements de pronation et de supination ne se passent plus, après la fracture, au niveau de l'articulation radio-cubitale inférieure par déplacement du radius autour de la tête cubitale, mais

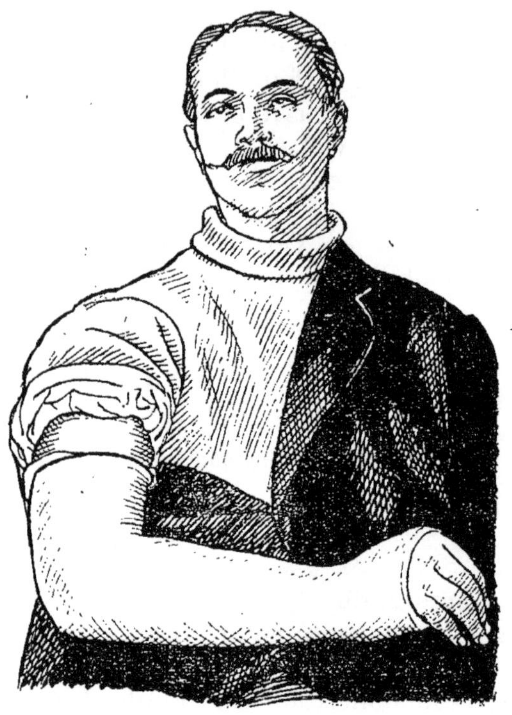

Fig. 36. — Fracture isolée du cubitus droit. Immobilisation en pronation.

se passent au niveau du foyer de fracture ; le fragment inférieur du cubitus devient un satellite du radius, et c'est ainsi que s'explique la fréquence des pseudarthroses du cubitus après des fractures, en apparence insignifiantes.

Le défaut d'immobilisation : voici leur principale cause ; aussi faut-il : 1° mettre en pronation (fig. 36), les fractures du cubitus pour les réduire ; le degré de pronation nécessaire pour la réduction se reconnaît en suivant du doigt l'arête cubitale ; la réduction est obtenue, dès qu'on voit le fragment inférieur se placer dans la direction du fragment supérieur.

Il faut aussi laisser le coude en légère extension pour annihiler l'action de l'anconé qui attire le fragment supérieur en arrière et en dehors.

2° Les immobiliser pour les laisser consolider et pour cela, on prendra à la fois dans l'appareil plâtré, le coude et le poignet ; c'est le seul moyen d'empêcher la rotation antibrachiale de se produire.

Immobilisation. — Elle durera de vingt-cinq à trente jours.

Mobilisation. — Elle commencera vers le trentième jour.

B. — **Fracture avec luxation de la tête radiale.**

Réduction

Dans ce cas, la luxation prime la fracture, c'est elle qu'il faut réduire avant tout. Par l'extension et la contre-extension manuelles simples, on y arrivera dans les cas récents ; mais dans les luxations datant de quelques jours, la réduction peut être difficile, on recourra alors au procédé que nous décrivons pour la réduction des fractures des deux os. En cas d'échec, on conseillera l'intervention sanglante.

La réduction de la luxation faite, on immobilisera en pronation, le coude en légère extension, comme dans le cas précédent.

Mais, pendant toute la période de consolidation, il faudra bien surveiller pour savoir si la contention est efficace et refaire l'appareil dès qu'il deviendra lâche, car la luxation se reproduit avec une très grande facilité.

Immobilisation. — Elle durera de vingt à vingt-cinq jours.

Mobilisation. — Elle sera précoce, en raison de la participation articulaire pour éviter l'ankylose ou la raideur ; mais on procédera avec beaucoup de douceur Pour cela, on fera des séances de mobilisation douce et peu étendue, et on replacera sitôt après le membre dans la gaine plâtrée, transformée en gouttière.

Les séances de mobilisation seront de plus en plus longues, l'amplitude des mouvements de plus en plus grande et vers le quarante cinquième jour, on pourra retirer tout appareil.

Fracture des deux os.

Les fractures des deux os donnent lieu à un chevauchement accusé, et, suivant l'importance du chevauchement et sa facilité de réduction, elles seront traitées, soit par la réduction suivie d'immobilisation plâtrée, soit par l'extension continue.

A. — *Immobilisation plâtrée sous extension continue.*

RÉDUCTION

— Pour la faire, on réunit face à face deux chaises (fig. 37) dont les dossiers serviront de points

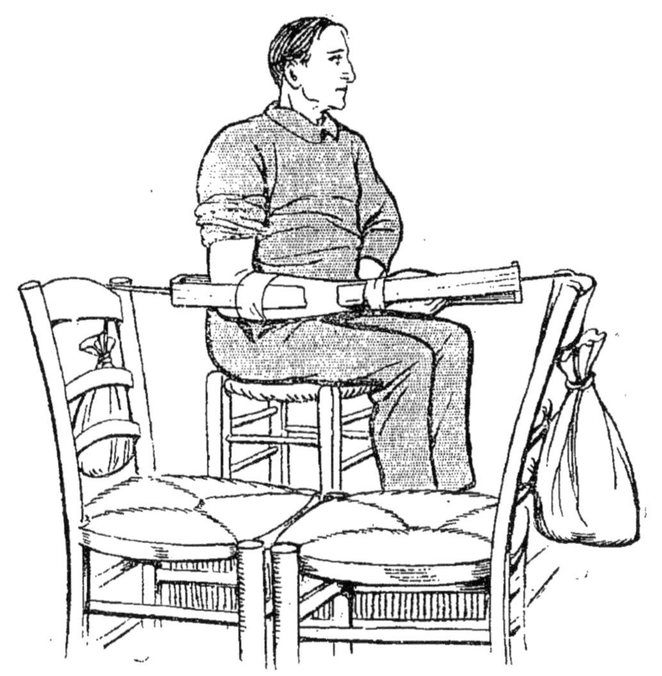

Fig. 37. — Réduction d'une fracture des deux os de l'avant-bras. Extension et contre-extensions assurées par des poids.

d'appui pour l'extension et la contre-extension. D'un

côté, on dispose une autre chaise ou un tabouret sur lequel on va faire asseoir le blessé. Ce tabouret sera légèrement surélevé de façon à ce que l'avant-bras fléchi soit à peu près à la même hauteur que le dossier des deux chaises. De l'autre côté, se place le médecin pour assurer les manœuvres de réduction.

L'avant-bras a deux étriers disposés au dessus et au dessous du foyer de fracture pour pratiquer l'extension et la contre-extension ; la traction est faite dans les deux sens, par des poids fixés à des cordes de traction qui se réfléchissent sur le dossier des chaises jouant le rôle de poulie. Avec des poids de 5 kilos placés de chaque côté, la réduction du chevauchement se fait seule au bout de dix à quinze minutes.

On applique alors l'appareil plâtré :

1° Une première couche circulaire de bandes.

2° Des attelles de renforcement antérieure et postérieure et deux colliers de renforcement, l'un au niveau du bras, au-dessus du coude, l'autre au niveau de la paume de la main.

3° Enfin, une nouvelle bande plâtrée circulaire, puis la chemise.

L'appareil est terminé (fig. 38) présentant alors au niveau du coude deux fenêtres d'où s'échappent les bandes de contre-extension, au niveau du poignet, une seule fenêtre pour le pouce d'où s'échappe la bande externe d'extension, tandis que l'interne se trouve sous le plâtre, le long du bord cubital de la main.

Pendant la dessication du plâtre, la réduction est complétée. Pour cela, on prend deux attelles en bois de la longueur de l'avant-bras et on les applique, l'une sur la face postérieure du membre, l'autre sur la face externe. Ces deux attelles fournissent un plan résistant contre lequel on applique le membre fracturé ; elles vont servir de guide à la réduction ; comme le montre la figure 38, elles sont maintenues par la main gauche du médecin, pendant qu'avec le pouce gauche

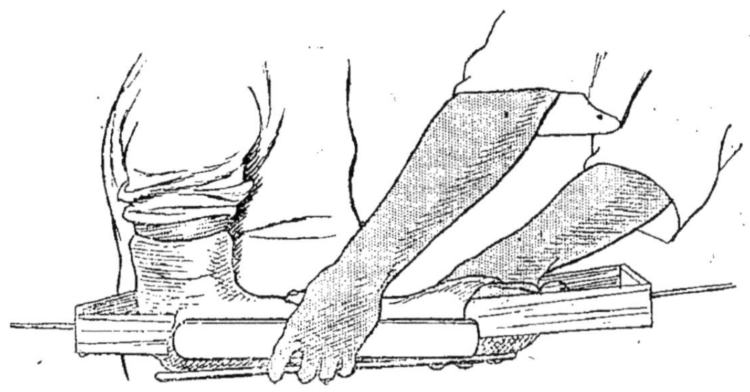

Fig. 38. — Fracture des deux os de l'avant-bras droit. Le plâtre est achevé ou immobilisé dans la position de réduction en se servant comme tuteur de deux planchettes l'une externe l'autre dorsale.

il repoussera en dehors et en arrière les fragments du radius. En même temps, la main droite saisissant la main du blessé, la porte en supination, adduction forcée et flexion légère.

En somme, on reproduit la position de réduction des fractures isolées du radius ; c'est l'os important, celui dont il faut assurer la consolidation régulière ; le cubitus passe au second plan.

Le plâtre sec, on sectionne les bandes d'extension

et de contre-extension, et le membre reste cristallisé dans la position de réduction; on retire également les attelles postérieure et externe, guides de la réduction (fig. 39).

Immobilisation. — Elle durera quarante à quarante-cinq jours.

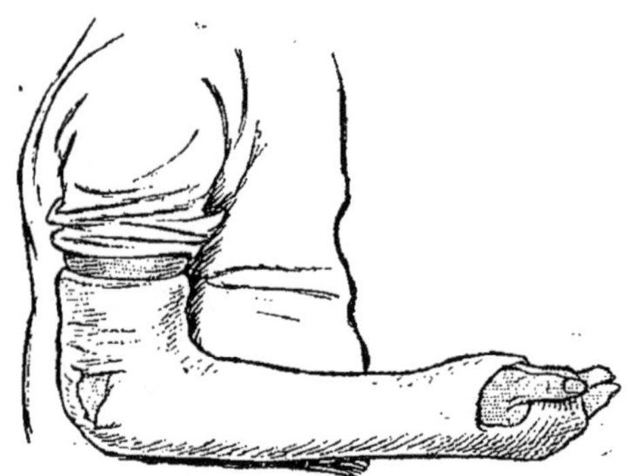

Fig. 39. — Plâtre achevé. Les bandes d'extension et de contre-extension ont été sectionnées.

Mobilisation. — Elle commencera au quarantième jour et sera méthodique. Toutefois on ne sera pas surpris de constater une limitation de la rotation antibrachiale portant sur le territoire de la pronation, elle est la conséquence du décalage cubital inévitable.

Au sortir de l'appareil, le radius est parfois consolidé, alors que le cubitus ne l'est point ; on pourra alors dans un deuxième temps immobiliser l'avant-bras en pronation, obtenant ainsi une consolidation régulière en cascade des deux os. Toutefois avant de recourir à cette manœuvre, il faut être très sûr de la consolidation du radius.

B. — *Appareil à extension continue.*

Un appareil à extension continue facile à construire est la boîte de M. Destot.

Description. — Cet appareil se compose d'une longue attelle sur laquelle reposent l'avant-bras et la

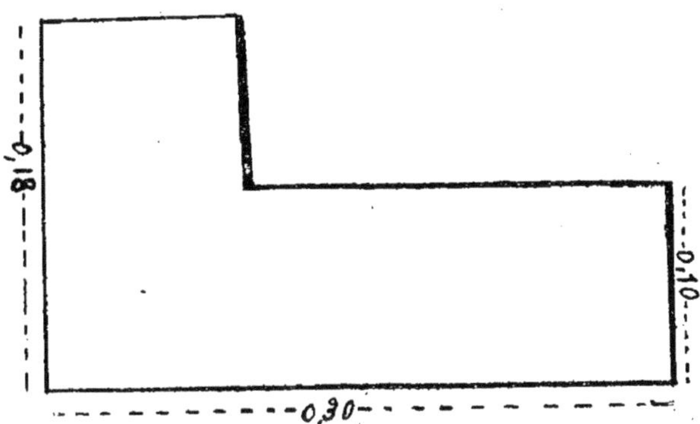

Fig. 40. — Planchette latérale de l'appareil de Destot.

main, elle dépasse les doigts d'environ 15 centimètres et porte à son extrémité antérieure un crochet pour fixer l'extension.

Sur ses côtés se placent deux attelles en forme d'L couché (fig. 40) ; ces deux attelles sont réunies, au niveau de l'avant-bras, par une entretoise qui maintient leur écartement au niveau du bras, et, par une bande feutrée qui contiendra la face antérieure du bras et fera la contre-extension.

L'attelle postérieure mesurera de 0 m. 60 à 0 m. 65 de long, et de 0 m. 12 à 0 m. 14 de large.

Les attelles latérales mesureront de 0 m. 28 à 0 m. 32

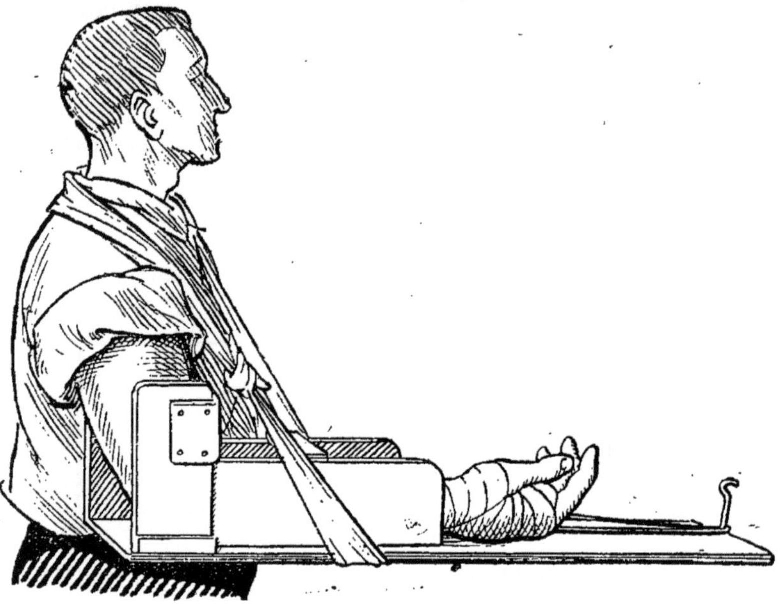

Fig. 41. — Boite de Destot pour les fractures des deux os de l'avant-bras.

de long, et 0 m. 18 de large, dans leur partie brachiale et 0 m. 10 de large dans leur partie antibrachiale.

L'entretoise mesurera de 0 m. 12 à 0 m. 14 de long et de 0 m. 03 de large.

L'extension sera installée avec la colle de Sinclair

et faite à l'aide d'un drain replié plusieurs fois sur lui-même (fig. 41) et fixé au crochet terminal.

Indication. — Cet appareil est indiqué dans les cas de membre très œdémateux et dans les cas de chevauchement important ou difficile à réduire.

Application. — Cet appareil doit être surveillé de près et tendu chaque jour. On le laissera en place, soit pendant toute la durée de la consolidation, soit seulement pendant les dix ou quinze premiers jours. On le remplacera alors par l'appareil précédent, appliqué sous extension continue.

CHAPITRE IV

LÉSIONS TRAUMATIQUES OSTÉO-ARTICULAIRES DU COUDE

Les lésions traumatiques ostéo-articulaires du coude comprennent les fractures de l'épiphyse humérale inférieure, les fractures de la tête et du col du radius, celles de l'olécrane et de l'apophyse coronoïde du cubitus, ainsi que les luxations du coude.

ANATOMIE ET PHYSIOLOGIE PATHOLOGIQUES

L'articulation du coude comprend deux parties très distinctes : l'une, articulation de flexion et d'extension, met en présence la trochlée humérale et le crochet cubital ; l'autre, articulation de rotation, la tête radiale et la cavité sigmoïde cubitale.

L'articulation huméro-cubitale, la plus importante, est actionnée par les muscles fléchisseurs : biceps, brachial antérieur, et par les muscles extenseurs : triceps brachial et anconé. Les muscles fléchisseurs sont plus puissants que les muscles extenseurs, d'où s'explique la fréquence de la flexion du fragment inférieur au niveau du coude, après les fractures du tiers inférieur de l'humérus, et par conséquent, la nécessité d'immo-

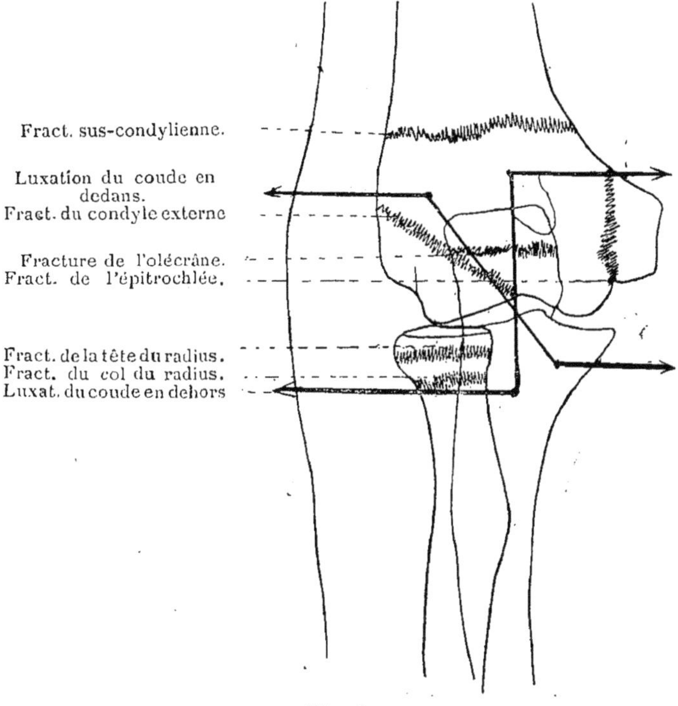

Fig. 42.

biliser ces fractures, le coude en flexion pour corriger leurs déplacements.

Sur l'apophyse coronoïde s'implante le brachial antérieur qui peut arracher son insertion et que la flexion du coude relâchera.

Sur l'épitrochlée s'insère le groupe superficiel des muscles fléchisseurs de l'avant-bras sur le bras qui, après une fracture, pourra entraîner le fragment épitrochléen ; on s'y opposera par la mise en flexion du coude qui met ces muscles en relâchement.

Sur l'olécrâne vient s'insérer le triceps qui produit l'écart interfragmentaire dans les fractures de cette saillie osseuse, et qu'on peut annihiler partiellement par la mise en extension du coude.

En somme, dans la généralité des lésions du coude, les muscles nocifs sont les muscles fléchisseurs, leur action néfaste sera combattue par la flexion forcée de l'articulation. Ce sera l'attitude la plus habituelle pour le traitement des traumatismes de cette région, comme M. Mouchet l'a si bien montré dans sa thèse si documentée.

Seules, feront exception, les fractures de l'olécrâne et les fractures du tiers inférieur de l'humérus par flexion (type Kocher) qui seront immobilisées en extension, et les luxations du coude qui bénéficieront de la mobilisation précoce et de la flexion à angle droit.

Étude clinique

Nous n'étudierons pas ici les lésions traumatiques si nombreuses de la région ; nous nous bornerons à décrire les plus fréquentes, celles que le médecin sera appelé à voir d'une façon courante.

Fractures de l'extrémité inférieure de l'humérus.

Les variétés fréquentes sont les fractures supra-condyliennes, les fractures du condyle externe et les fractures de l'épitrochlée (fig. 42 et 45).

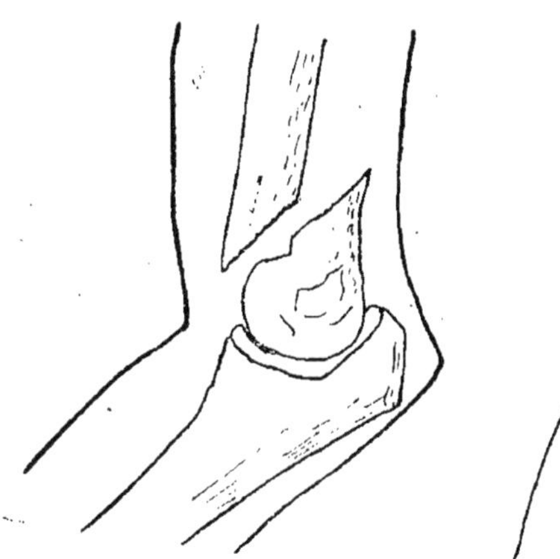

Fig. 43. — Fracture supra-condylienne par extension. Immobilisation en flexion (d'après Kocher).

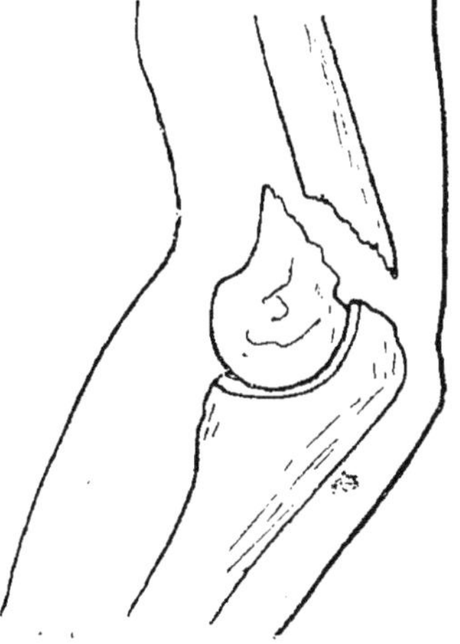

Fig. 44. — Fracture supra-condylienne par flexion. Immobilisation en extension (d'après Kocher).

Les fractures supra-condyliennes, ont généralement leur trait de fracture oblique en bas et en avant (fig. 43). Le fragment inférieur en flexion au niveau du coude, remonte en arrière et en haut. Le fragment supérieur fait saillie en avant.

L'avant-bras peut être dévié en dedans ou en dehors.

C'est la fracture par hyperextension de Kocher qu'il faudra immobiliser en flexion.

Plus rarement le trait de fracture a une direction inverse, il est oblique en bas et en arrière (fig. 44), le fragment inférieur se déplace en avant ; c'est la fracture par hyperflexion de Kocher, à immobiliser en extension.

Au point de vue clinique, ces deux fractures se caractérisent par une augmentation de volume du coude dans le sens antéro-postérieur ; le bras est raccourci. Elles ressemblent à une luxation du coude en arrière, mais les trois repères : olécrâne, épicondyle, épitrochlée, se trouvent sur une même ligne transversale dans l'extension. De plus, il existe de la mobilité anormale et des mouvements de latéralité très marqués.

Les fractures du condyle externe détachent en coin, l'épicondyle, le condyle et la lèvre externe de la trochlée, le fragment se déplace en arrière entraînant avec lui le radius. Elles se caractérisent par une forte déviation en dehors et en arrière de l'avant-bras (cubitus valgus).

Les trois saillies ne sont plus sur la même ligne ; l'épicondyle est plus élevé. Les mouvements de flexion et d'extension sont moins gênés que ceux de supination.

Les fractures de l'épitrochlée sont tantôt de simples fissures et tantôt de véritables arrachements avec transport du fragment sur le côté interne de l'apophyse coronoïde.

Caractérisées par un gonflement et une ecchymose intenses, elles se reconnaissent à la douleur provoquée par les mouvements de supination et d'abduction, tandis que la pronation et l'adduction n'en provoquent pas.

Fractures de l'olécrâne.

Tantôt directes, tantôt indirectes, les fractures de l'olécrâne peuvent siéger à la pointe, à la partie

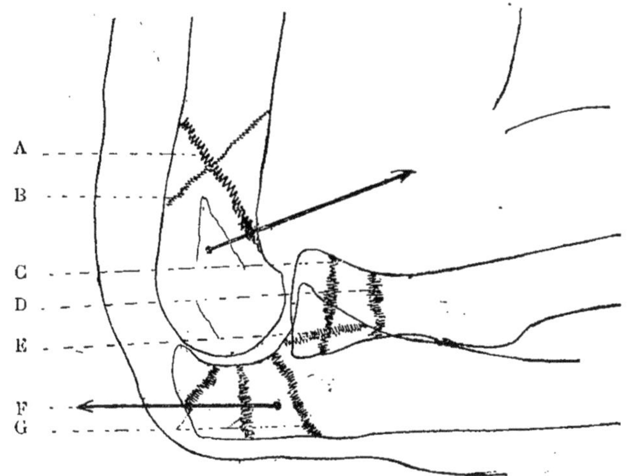

Fig. 45.

A. — Fracture supra-condylienne (extension).
B. — Fracture sus-condylienne (flexion).
C. — Fracture de la tête du radius.
D. — Fracture du col du radius.
E. — Fracture de l'apophyse coronoïde du cubitus.
F. — Luxation du coude en arrière.
G. — Fracture de l'olécrâne.

moyenne ou à la base (fig. 45). Le déplacement peut manquer ou être important, il est alors produit par la contraction du triceps.

Deux signes les font reconnaître, l'hémarthrose d'une part et l'écart interfragmentaire d'autre part.

Fractures de l'apophyse coronoïde.

Elles peuvent siéger à la pointe ou à la base; le déplacement peut manquer ou être important ; elles accompagnent souvent les luxations et dans ce cas, peuvent constituer un obstacle important à la réduction. Si la réduction est possible, la luxation se reproduit aussitôt, car la contention est impossible.

Elles se reconnaissent à l'attitude du membre : l'avant bras est en abduction et en cubitus valgus; le gonflement, l'ecchymose et la douleur siègent à la partie interne du pli du coude, où l'on sent parfois un os mobile.

Fractures de la tête et du col du radius.

Ces fractures se reconnaissent à la prédominance des signes à la partie externe du pli du coude, et surtout à l'impossibilité des mouvements de supination, tandis que les mouvements de flexion et d'extension restent possibles.

Luxations du coude.

Les variétés communes de luxations du coude sont les luxations en arrière (fig. 45), les luxations en arrière et en dehors, les luxations en arrière et en dedans (fig. 42). Exceptionnelles sont les luxations latérales pures, les luxations antérieures, ainsi que les luxations isolées des deux os de l'avant-bras ou les luxations divergentes. Nous ne retiendrons que les premières.

Les luxations en arrière du coude se voient surtout chez l'enfant et chez l'adolescent. Elles se caractérisent par un épaississement antéro-postérieur très marqué du coude. Les trois saillies repères ne sont plus sur la même ligne transversale, l'olécrâne est remonté ; des mouvements de latéralité sont possibles, mais les mouvements de flexion et d'extension sont très limités, l'avant-bras reste fléchi aux environs de 125°.

Si la luxation se fait aussi en dehors, ce sont les mêmes symptômes, l'avant-bras est tordu en dedans et l'épitrochlée fait une saillie interne très marquée.

Si la luxation se fait en dedans, la symptomatologie est inverse.

TRAITEMENT

Les fractures du coude sont des fractures difficiles à traiter, car souvent, même bien réduites sous anesthésie, après contrôle radioscopique, elles laissent des mécomptes : « Ne vous engagez jamais à restituer au coude, et sa forme et sa fonction, même quand vous aurez soigné l'enfant dès le début et quand vous l'aurez appareillé de votre mieux » (Broca).

L'arthrite traumatique, les cals exubérants, les déviations de l'avant-bras : cubitus varus, cubitus valgus, les complications nerveuses sont fréquentes.

1° *Fractures sans déplacement.* — Dans la journée, il faut immobiliser le membre dans une simple écharpe et pratiquer des séances quotidiennes de mobilisation articulaire et de massage musculaire, mais en ayant soin de ne pas toucher au foyer de fracture, pour ne pas exciter l'activité périostique.

2° *Fractures avec déplacement.* — Il faut réduire et immobiliser ensuite pour permettre la consolidation.

A) *Les fractures supra-condyliennes par hyperextension*, les fractures du *condyle externe*, les *fractures de l'épitrochlée*, celles de *l'apophyse coronoïde* seront immobilisées à l'angle aigu (fig. 46).

Seule la réduction des fractures supra-condyliennes présente quelque difficulté. Pour l'obtenir, sous anesthésie, un aide fait la contre-extension, un second aide abaisse le fragment inférieur par des tractions sur l'avant-bras. Le médecin porte alors l'avant-bras en extension pour pouvoir plus aisément corriger les déplacements latéraux ; puis, par des pressions digitales, il repousse en bas et en avant le fragment inférieur et fléchit enfin l'avant-bras à angle aigu sur le bras. Le plâtre est alors appliqué.

L'immobilisation durera de trente-cinq à quarante jours et sera suivie d'une mobilisation méthodique et régulière, sans massage du foyer de fracture, bien entendu.

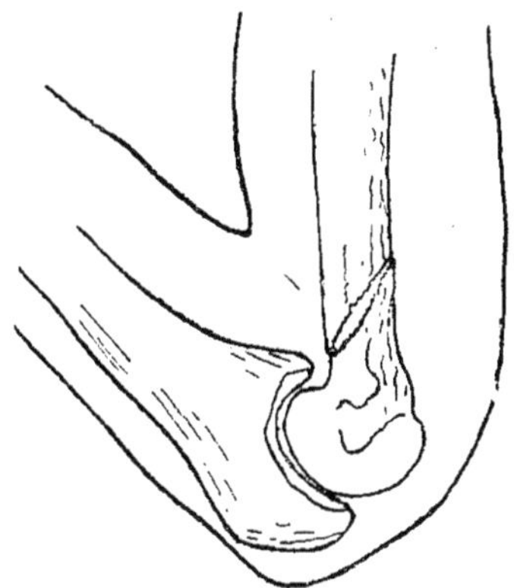

Fig. 46. — Réduction d'une fracture supra-condylienne par la mise en flexion du coude.

B) *Les fractures supra-condyliennes par hyperflexion*, les fractures *de l'olécrâne* doivent être immobilisées le coude en extension.

Toutefois si pour les premières, l'immobilisation simple suffit, pour les fractures de l'olécrâne, il faut recourir à l'intervention sanglante suivie de mobilisation précoce.

3° *Luxations.* — La réduction doit se faire aussitôt avec ou sans anesthésie, suivie d'immobilisation dans une gouttière plâtrée pendant six à sept jours, le coude étant fléchi à l'angle droit.

Puis la mobilisation sera commencée et menée très activement, mais avec un respect absolu des tissus péri-articulaires, de façon à éviter la production d'ostéomes fort gênants par la suite.

En somme, dans les traumatismes du coude, l'immobilisation se fera *presque toujours le coude à angle aigu.* Dans quelques rares cas, on mettra l'articulation en extension ; mais, toutes les fois qu'on le pourra, il faudra recourir au *contrôle radioscopique* qui montrera la position *de réduction la plus favorable.*

C'est un moyen précieux tant pour fixer le diagnostic et le pronostic que pour guider judicieusement le traitement.

CHAPITRE V

LÉSIONS TRAUMATIQUES OSSEUSES DU BRAS

Les fractures diaphysaires de l'humérus peuvent être divisées en deux grandes classes :

1° *Les fractures hautes*, comprenant des fractures

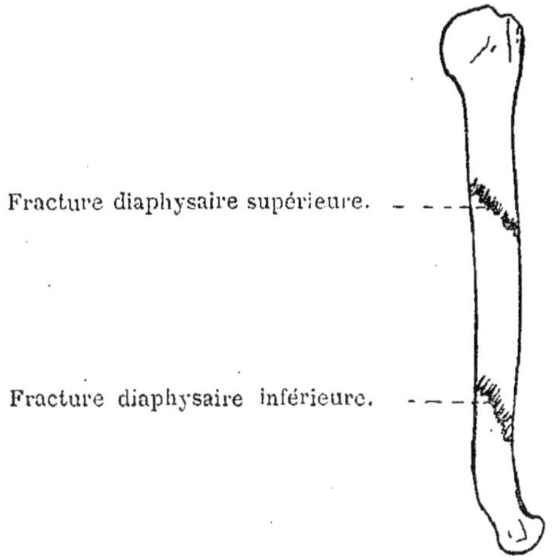

Fracture diaphysaire supérieure.

Fracture diaphysaire inférieure.

Fig. 47. — Fractures de la diaphyse humérale.

intra-deltoïdiennes et des fractures sous-deltoïdiennes (fig. 47).

2° *Les fractures basses*.

PHYSIOLOGIE PATHOLOGIQUE

Après une fracture de la diaphyse humérale, si la fracture est complète, le déplacement le plus frappant est le chevauchement. Il résulte de la contraction si-

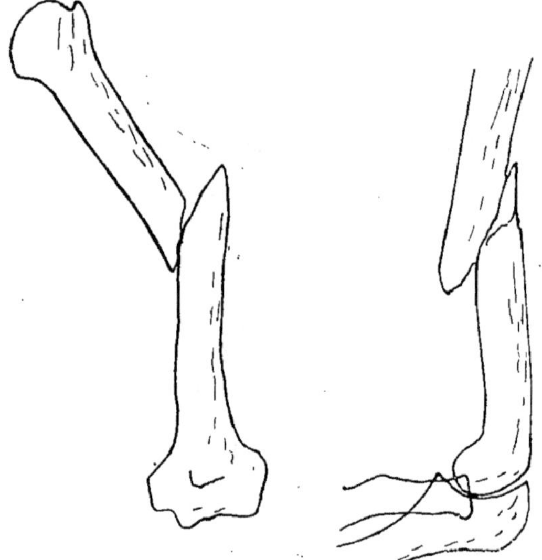

Fig. 48. — Vue de face. Abduction du fragment supérieur.

Fig. 49. — Vue de profil. Angulation à sinus postérieur.

multanée de tous les muscles de la loge postérieure et de la loge antérieure du bras.

Mais d'autres déplacements, sans être absolus, y sont la règle, et, fait important, ils peuvent se voir même en dehors de tout chevauchement, comme dans les fractures sous-périostées de l'enfance.

Le fragment supérieur entraîné par la contraction des muscles péri-scapulaires (sus-épineux, sous-épineux et petit rond) et surtout par celle du muscle deltoïde, se porte en *abduction* (fig. 48). Cette abduction cependant ne dépasse généralement pas 45°, car, la mise en tension du muscle grand pectoral s'oppose à un déplacement plus considérable.

Le fragment inférieur a une direction presque verticale, cependant légèrement oblique en bas et en arrière ; la pointe de ce fragment se porte en avant. Ce déplacement est produit par la contraction des fléchisseurs antibrachiaux qui cherchent à rapprocher leurs insertions, ainsi que par l'intervention du muscle triceps brachial qui augmente le sinus postérieur (fig. 49).

Ainsi donc il existe un déplacement à sinus interne et un déplacement à sinus postérieur, déplacements qui se combinent à des degrés divers. Toutefois, il y a lieu de faire remarquer que dans les fractures hautes, l'abduction du fragment supérieur prédomine et partant le déplacement à sinus interne ; et que dans les fractures basses, la flexion du fragment inférieur l'emporte avec ses conséquences d'angulation à sinus postérieur.

TRAITEMENT

La correction du chevauchement nécessite l'extension continue. Celle des déplacements latéraux s'obtient par la mise en abduction du membre supérieur qui placera le fragment inférieur dans la direction du fragment supérieur. C'est grâce à cette position seule que la réduction est possible. Extension continue en abduction, telle est la formule.

Il faut donc rejeter l'appareil d'Hennequin qui, appliqué sous extension continue, immobilise le bras pendant le long du corps. L'angulation à sinus interne ne sera jamais corrigée avec lui. Un appareil simple, qui donnera cependant toutes les garanties de réduction, est l'appareil utilisé dans les divers services du groupement osseux de M. Heitz-Boyer, le modèle Pouliquen [1].

Description. — Cet appareil dérivé des appareils Coulon, Stern, se compose d'une attelle verticale en bois, fixée sur une large plaque thoracique, d'une attelle brachiale et d'une attelle antibrachiale en bois réunies à l'angle droit, enfin d'une attelle-support également en bois qui réunit l'attelle thoracique et l'attelle brachiale. Ainsi est constitué un triangle axillaire en bois qui soutiendra le bras en position d'abduction (fig. 50).

La plaque thoracique en aluminium ou en zinc, mesure 0 m. 40 de large, 0 m. 27 de haut, l'attelle verticale en bois sera placée à 0 m. 16 du bord antérieur et à 0 m. 14 du bord postérieur. Les bords sont retournés à la pince pour ne pas être tranchants.

Pour sa fixation au thorax, cette plaque présente au niveau des bords antérieur et postérieur, en haut et en bas, une double fente verticale de 0 m. 35 pour le passage des deux ceintures.

1. Cet appareil a été heureusement modifié par M. Heitz-Boyer pour le traitement des fractures ouvertes. — La rareté de ces fractures dans la pratique civile nous dispense d'y insister.

Au niveau des deux angles supérieurs, se trouve en oblique une simple fente pour le passage de la bretelle qui reposera sur l'épaule du membre sain,

A côté de ces fentes, le long du bord supérieur se trouvent en avant et en arrière deux autres ouvertures

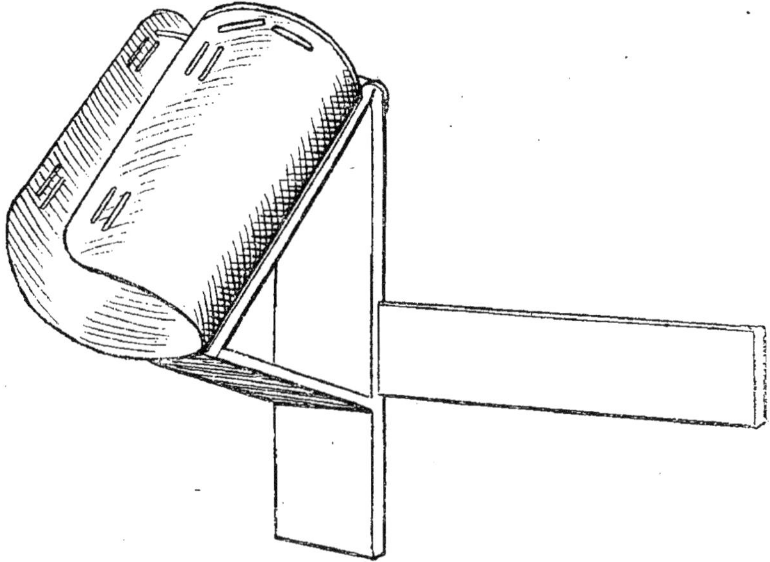

Fig 50. — Appareil pour fractures du bras (Pouliquen).

pour le passage de la bretelle qui reposera sur l'épaule du membre blessé.

L'attelle verticale mesure 0 m. 26 de hauteur, 0. 085 de largeur, 0. 01 d'épaisseur.

L'attelle brachiale mesure 0 m. 36 de longueur, 0 m. 085 de largeur, 0 m. 01 d'épaisseur; elle dépasse donc de beaucoup la longueur du bras, de façon à pouvoir supporter à son extrémité un crochet pour fixer l'extension continue. A la hauteur du coude, elle sera

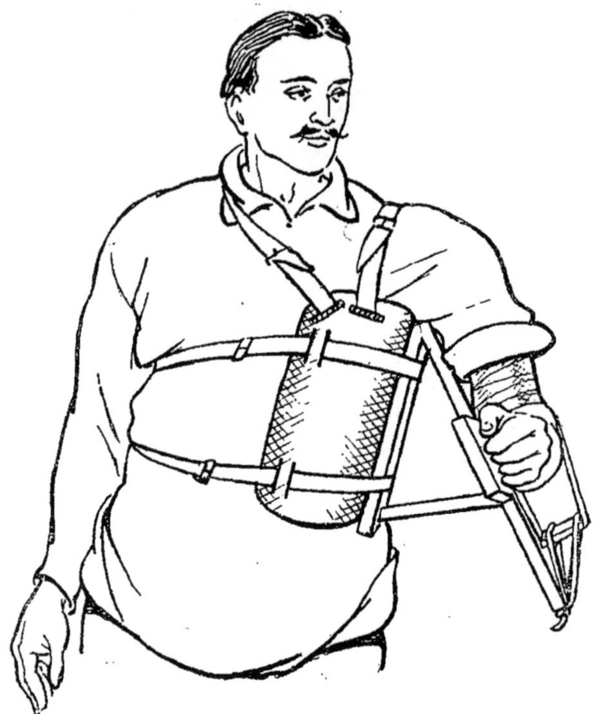

Fig. 51. — Appareil placé avec ses bretelles et ses ceintures (vue de face).

encochée de la moitié de son épaisseur sur une largeur de 0 m. 085 pour recevoir l'attelle antibrachiale préalablement amincie à son extrémité postérieure.

L'attelle antibrachiale mesurera 0 m. 40 de long, 0 m. 085 de large, 0 m. 01 d'épaisseur.

L'attelle-support aura 0 m. 18 de long, 0 m. 05 de large, 0 m. 01 d'épaisseur.

Ces pièces en bois sont réunies ensemble par des pointes, après que leurs bords ont été taillés en biseau. La solidarisation de l'attelle thoracique et de la plaque se fait par quelques pointes rivées et par le rabattement à l'extrémité de l'attelle de 3 centimètres du rebord supérieur de la plaque, rebord fixé par quelques pointes.

Dans cet appareil, la contre-extension est assurée par la large plaque thoracique qui est aisément supportée ; l'extension, par un lacs élastique fixé au crochet de la pièce brachiale.

Application. — Le blessé est préparé :

1° Une traction à l'aide d'adhésifs a été appliquée sur la partie du bras sous-jacente à la fracture.

2° Un matelas de coton est placé entre le thorax et la plaque métallique. On peut conseiller au malade de prendre sur sa chemise un tricot en laine qui amortira les pressions et on appliquera l'appareil par dessus. Les lacs de fixation sont préparés avec des bandes de toile auxquelles on fait coudre des boucles de pantalon. Les deux lacs formant ceinture sont passés dans leurs fentes respectives et convenablement serrés. La bretelle oblique sur l'épaule saine est appliquée ensuite, et en dernier lieu, la bretelle verticale de l'épaule saine. L'appareil est alors parfaitement fixé.

Le bras et l'avant-bras entourés de coton reposent sur leurs attelles respectives.

On va procéder à la réduction; sous une extension aux poids (5 à 6 kilos), on corrigera à la main l'angulation à sinus postérieur et quand on juge que la réduction est suffisante, que le chevauchement a disparu, on remplace la traction aux poids par la traction

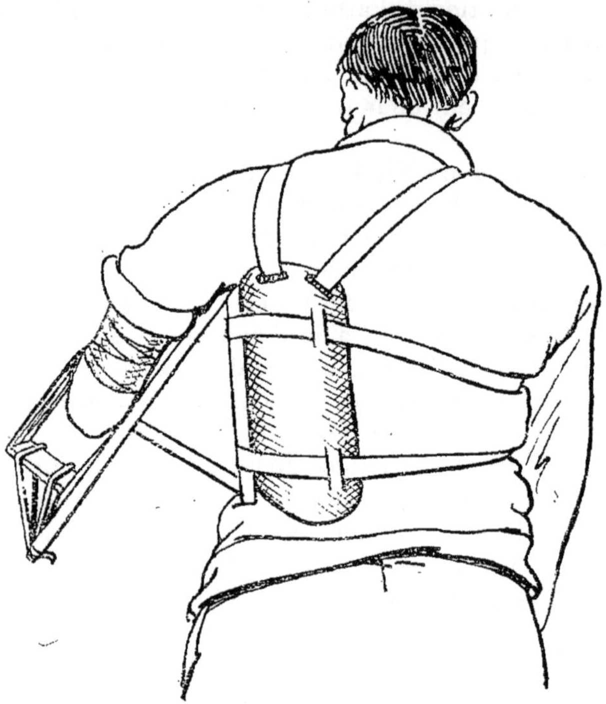

Fig. 52. — Appareil mis en place (vue de dos).

élastique au caoutchouc qu'il suffit de fixer au crochet terminal (fig. 51 et 52).

On immobilise le membre par quelques tours de bande qui le solidarisent avec les attelles.

L'immobilisation durera de quarante à cinquante jours, suivie comme toujours d'un massage méthodique et progressif.

Cet appareil, à première vue, semble difficile à supporter. En réalité, l'appareil comme la position sont parfaitement tolérés. La seule gêne existe pendant le séjour au lit et encore, elle est légère ; pendant la journée, le blessé circule sans en être nullement incommodé.

La réduction est indispensable dans ces fractures, tant sont fréquentes ici les pseudarthroses et les complications nerveuses. Les muscles, d'une part, peuvent s'interposer entre les fragments; le nerf radial, d'autre part, peut se faire englober ou comprimer par un cal, même peu exubérant.

Seule une réduction soignée réduira les chances de ces complications en favorisant la coaptation parfaite des fragments.

Appareil plâtré. — Si l'appareil précédent paraît compliqué, on peut faire une gaine plâtrée du bras et de l'avant-bras, le coude en flexion à l'angle droit. Cette gaine ira du creux axillaire à deux doigts au dessus du poignet. Le jour, le bras sera mis dans une écharpe lâche ; le poids du membre et de l'appareil fait l'extension continue (Heitz-Boyer). On peut aussi suspendre au niveau du coude pendant quelques heures un poids d'un kilo ou deux (Chaput).

CHAPITRE VI

LÉSIONS TRAUMATIQUES OSTÉO-ARTICULAIRES DE L'EPAULE

Division. — Les traumatismes provoquent au niveau de l'épaule les lésions les plus variées.

Elles portent, soit sur l'humérus, soit sur l'omoplate, soit sur l'articulation scapulo-humérale, soit à la fois sur les os et l'articulation.

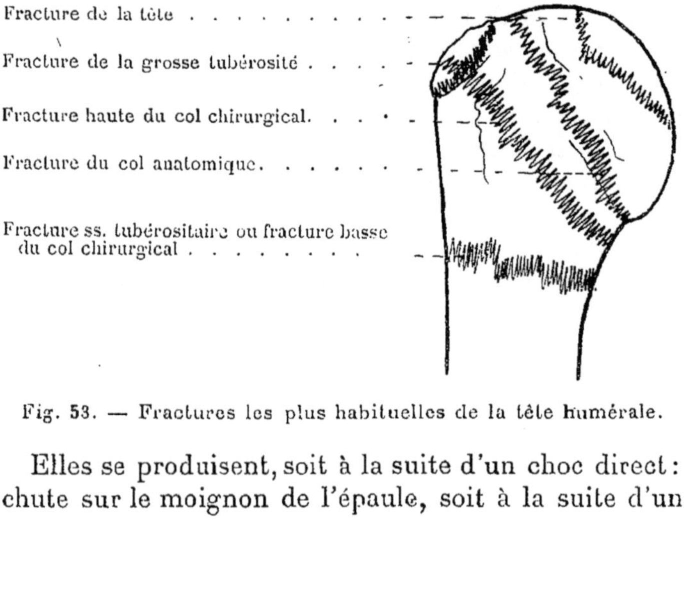

Fig. 53. — Fractures les plus habituelles de la tête humérale.

Elles se produisent, soit à la suite d'un choc direct: chute sur le moignon de l'épaule, soit à la suite d'un choc indirect : chute sur le coude ou sur la main ; sans qu'il soit possible cependant d'établir leur classification d'après leur mécanisme.

Sur l'humérus (fig. 53), on peut observer des fissures partielles de la tête humérale et des fractures isolées des tubérosités, mais les fractures les plus cou-

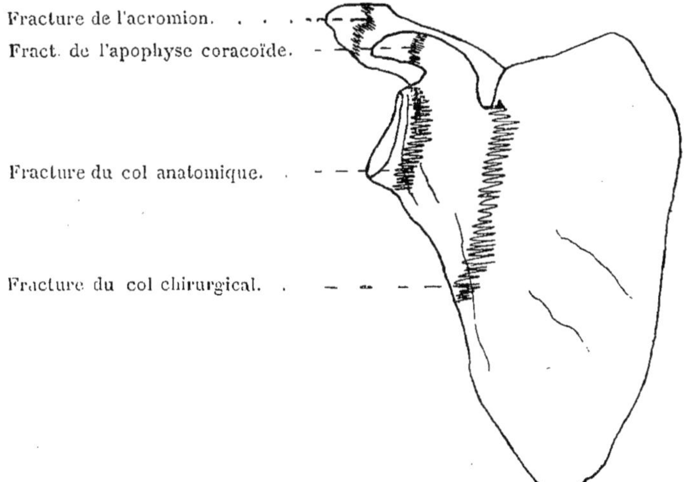

Fig. 54. — Fractures courantes de l'omoplate.

rantes sont les fractures du col anatomique et les fractures du col chirurgical, ces dernières subdivisées en fractures hautes ou transtubérositaires et fractures basses ou fractures cervicales proprement dites. Dans ces dernières, le trait de fracture siège à une hauteur variable entre les tubérosités et le bord supérieur de l'insertion du grand pectoral.

Sur l'omoplate (fig. 54), on rencontre soit des fractures isolées de l'apophyse coracoïde, soit des fractures de l'acromion, soit plutôt des fractures du col anatomique et des fractures du col chirurgical.

La *tête humérale* peut se luxer en haut, en cas de fracture de l'acromion, en arrière ou en bas, mais les luxations habituelles sont les luxations antéro-internes, présentant alors divers degrés ; l'apophyse coracoïde servant à les repérer : luxation extra-coracoïdienne, luxation sous-coracoïdienne, luxation intra-coracoïdienne, luxation sous-claviculaire.

Enfin, les lésions peuvent être associées et ce qu'on observera fréquemment, c'est une fracture du col anatomique ou du col chirurgical de l'humérus, suivie de luxation de la tête humérale.

PHYSIOLOGIE PATHOLOGIQUE

Les fractures de la tête humérale sont de simples fissures suivies d'hémarthroses, exposant à l'ankylose partielle ou complète. Exceptionnellement la fracture est complète, la tête formant un corps étranger intra-articulaire.

Les fractures des tubérosités peuvent consister en arrachements partiels ou complets ; dans ce dernier cas, le fragment sera entraîné en haut et en dedans par les muscles sus-épineux, sous-épineux et petit rond. La mise en abduction forte du bras, sera la position de réduction.

Les fractures du col anatomique de l'humérus peuvent être complètes ou incomplètes :

Complètes, le fragment inférieur entraîné par le groupe musculaire scapulo-huméral et le deltoïde, se porte en haut et en dehors, pendant que le fragment supérieur bascule en bas et en dedans.

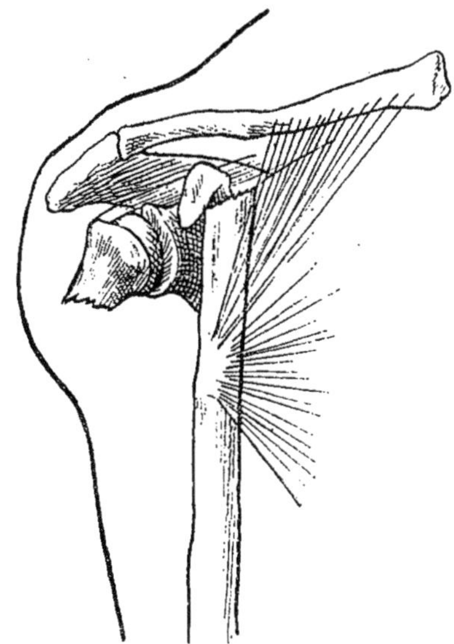

Fig. 55 — Déplacement habituel dans les fractures du col chirurgical de l'humérus.

Incomplètes, il se fait un engrènement fragmentaire et généralement c'est la tête qui pénètre dans le fragment inférieur.

Les fractures du col chirurgical de l'humérus peuvent être engrenées ou libres.

Engrenées, elles se caractérisent par la pénétration du fragment inférieur dans la tête humérale, contrairement au cas précédent.

Cette pénétration peut prédominer en dedans ou en dehors et donner ainsi naissance à une scapula vara ou valga.

Libres, il se produit une déformation très marquée qui, si elle n'est pas corrigée, donnera un cal vicieux en crosse. Le fragment supérieur entraîné par les muscles périarticulaires va se porter en abduction complète, mais dans une abduction beaucoup plus prononcée que celle des fractures diaphysaires, car, dans ces dernières, l'abduction est limitée par la contraction du grand pectoral.

Le fragment supérieur (fig. 55) présente alors une direction presque horizontale et sa pointe vient embrocher le deltoïde.

Quant au fragment inférieur, entraîné par le muscle grand pectoral et les faisceaux antérieurs du deltoïde, il se porte en haut, en dedans et franchement en avant en position sous-coracoïdienne et même souvent intracoracoïdienne.

Les *arrachements de l'apophyse coracoïde* sont produits par la contraction du biceps et du coracobrachial. La position de réduction sera l'adduction avec flexion de l'avant-bras, le coude légèrement surélevé.

Les *fractures de l'acromion* s'immobilisent en abduction pour relâcher le deltoïde qui abaisserait sans cela son insertion supérieure.

Les *fractures du col de l'omoplate* atteignent plus

souvent le col chirurgical que le col anatomique. Le déplacement est généralement nul, mais, s'il existe, il se fait en bas, la zone arrachée étant entraînée par la contraction du triceps brachial.

La réduction se fera par l'extension continue le bras étant placé en extension et en abduction extrême ; la traction se fera en haut et en dehors.

En somme, dans toutes ces fractures, la position habituelle de réduction est l'abduction forcée du bras en position horizontale, sauf pour les fractures de l'apophyse coracoïde et les fractures du col de l'omoplate.

Cet exposé est peut-être un peu schématique, mais il répond à la grande majorité des cas, et sera par conséquent un excellent guide dans le traitement de ces fractures.

TRAITEMENT

Les *fractures de la tête humérale* sont très difficiles à dépister par le simple examen clinique.

Le tableau est celui d'une entorse de l'épaule : douleur aux mouvements, douleur à la pression. Seul l'examen radiologique permet un diagnostic précis, indispensable pour l'orientation judicieuse du traitetement. S'agit-il, en effet, de fissures, la mobilisation précoce est indiquée ? S'agit-il au contraire d'une fracture complète ? le fragment détaché constitue un corps étranger qui pourra déterminer une gêne notable dans le fonctionnement articulaire et nécessiter son extraction chirurgicale, à moins de contre-indications tirées de l'état général : sujet âgé, déprimé ou cachectique. Chez ces derniers, on remplacera l'intervention chirurgicale, par une mobilisation précoce et soutenue.

Les *fractures tubérositaires*, connues surtout depuis la radiographie, laissent après elles des douleurs tardives, tenaces (péri-arthrite scapulo-humérale de Duplay). S'il n'y a pas de déplacement, elles se traiteront par la mobilisation simple, sans massage. S'il y a déplacement, on mettra le bras en abduction complète dans l'appareil décrit plus haut.

Les *fractures du col anatomique* se traduisent par une ecchymose souvent étendue et l'existence d'une douleur située à 1 centimètre au-dessous du rebord acromial.

Engrenées, on explorera la course articulaire et, si elle est peu limitée, on pourra se contenter d'une immobilisation simple dans une écharpe, avec séances répétées de mobilisation.

Libres, il faut assurer leur réduction, on appliquera pour cela l'extension continue en abduction forte : appareil Pouliquen; mais les manœuvres les plus habiles échouent généralement et le seul recours est alors l'intervention sanglante, pour extraire ce corps étranger. A plus forte raison, si la fracture est accompagnée d'énucléation capsulaire de la tête humérale; seule l'intervention opératoire donnera un résultat.

Les *fractures du col chirurgical*, les plus fréquentes de toutes, se reconnaissent aux ecchymoses étendues qui occupent la face interne du bras et la paroi latérale du thorax, au raccourcissement du bras, au siège de la douleur : 2 à 3 centimètres au-dessous de l'acromion, à l'existence d'une dépression sous-acromiale, dépression très douloureuse à la palpation, à l'existence

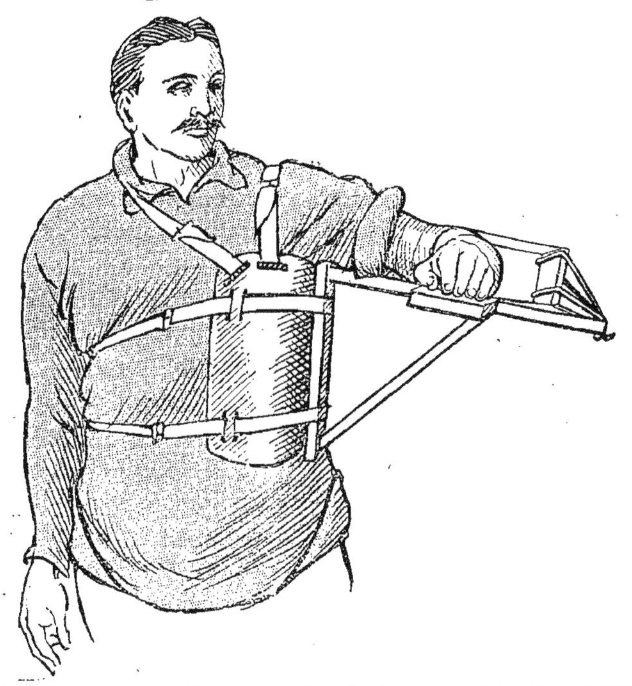

Fig. 56. — Appareil pour mettre le bras en abduction à 90° (vu de face).

d'une saillie sous-coracoïdienne (fragment inférieur).

Ces deux derniers signes manquent naturellement dans les fractures engrenées et n'existent qu'en cas de déplacement fragmentaire.

Dans les fractures engrenées qui s'accompagnent d'une gêne fonctionnelle légère, les manœuvres de réduction seront proscrites et la règle sera la mobilisation pure et simple ; par contre, l'engrènement a été inégal, il y a, par exemple, enfoncement plus marqué du côté interne, il s'est produit une déformation en crosse, une scapula vara, l'abduction est très limitée. Le désengrènement devient indispensable, il faut rétablir l'axe normal de l'os et on y arrivera en portant le bras en abduction forcée, l'immobilisation se fera dans cette position, avec l'appareil Pouliquen (fig. 56 et 57).

Dans les fractures avec déplacement, il faut réduire aussi parfaitement que possible ; le fragment supérieur est en abduction horizontale, il faudra mettre le bras, en abduction horizontale, sous extension continue. L'appareil précédent est encore ici tout indiqué.

Les *fractures de l'apophyse coracoïde* se reconnaissent au siège particulier de la douleur et surtout à une impotence toute particulière : impossibilité de projeter le bras en avant, associée à la conservation de tous les autres mouvements.

Son traitement nécessite l'immobilisation en adduction forcée, l'avant-bras fléchi ; le coude surélevé et placé dans une écharpe. L'immobilisation durera une trentaine de jours.

Les *fractures de l'acromion* sans déplacement se reconnaissent au siège particulier de la douleur associé à l'existence d'une crépitation.

L'abduction complète est impossible, le bras s'arrête à l'horizontale, la compensation scapulaire comprise. En cas de déplacement, le moignon de l'épaule est abaissé.

L'immobilisation se fera pendant quarante jours

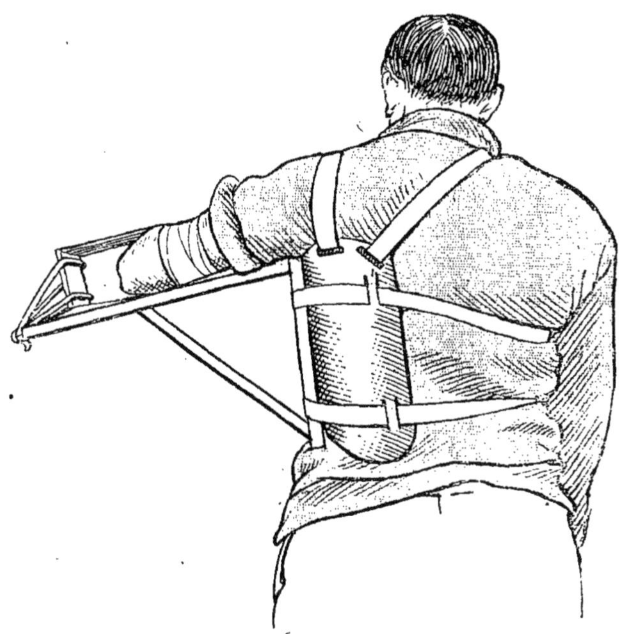

Fig. 57. — Appareil pour mettre le bras en abduction à 90° (vu de dos).

dans l'appareil à abduction, suivie naturellement de mobilisation méthodique.

Les *fractures du col anatomique de l'omoplate* sont rares et se confondent à peu près avec le tableau des *fractures du col chirurgical* dont la fréquence est beaucoup plus grande.

Incomplètes, elles se caractérisent par le siège de la douleur à la pression, douleur provoquée également par la percussion de la tête humérale et associée à une impotence fonctionnelle considérable.

En cas de déplacement, il existe un abaissement de l'articulation qui se traduit par la « déformation en épaulette » produite par la saillie acromiale ; la palpation du creux axillaire permet parfois de sentir une crépitation.

Dans les fractures sans déplacement, l'immobilisation simple en écharpe suffit, associée à une mobilisation active et soutenue.

Dans les fractures avec déplacement, la gravité des troubles fonctionnels consécutifs nécessite la réduction. Celle-ci sera obtenue par l'extension continue, le bras en abduction extrême comme dans la figure 57 *bis*. Une simple potence fixée à la tête du lit et supportant une poulie à crochet permettra cette installation. La mobilisation se fera précocement vers le dixième jour, sans sortir le blessé de son installation à extension continue (fig 57 *bis*).

Le traitement durera de trente-cinq à quarante jours.

Les *luxations antéro-internes* nous arrêteront peu; tant leur diagnostic et leur réduction sont simples, dans les cas récents tout au moins.

L'attitude du membre en abduction, la déformation de l'épaule, l'existence d'une dépression sous-acromiale, la présence d'une saillie dans le voisinage de l'apophyse coracoïde, imposent d'emblée le diagnostic.

Les manœuvres de réduction décrites sont nombreuses : nous exposerons d'abord celle de Kocher ; elle comprend quatre temps qu'on n'a pas toujours à faire, car la réduction se produit avant le quatrième.

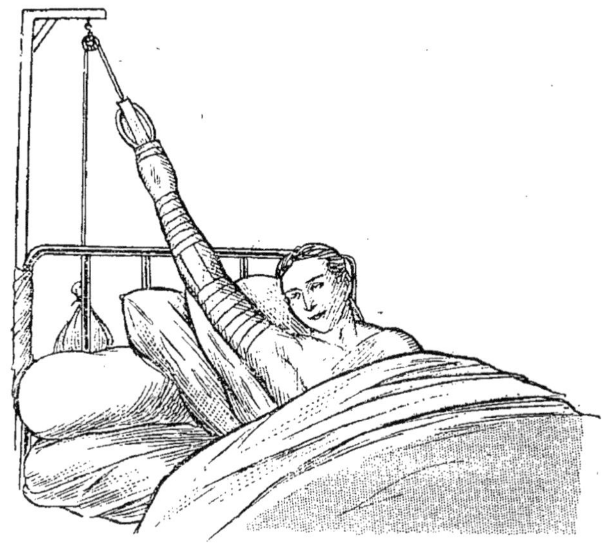

Fig. 57 *bis*.

1° *Adduction*. Placer le coude au corps, l'avant-bras fléchi à angle droit.

2° *Rotation* en dehors de l'avant-bras, toujours maintenu en flexion à l'angle droit.

3° *Elévation* du bras en avant en portant le coude en avant et en haut.

4° *Adduction brusque du bras* avec rabattement de la main du membre blessé sur l'épaule saine.

Si la luxation est difficile à réduire, on recourra aux avantages de l'anesthésie générale pour supprimer la contracture musculaire et on fera des tractions puissantes sur le bras, en abduction, un aide-faisant la contre-extension.

Les *luxations de l'épaule peuvent s'associer aux fractures*, et, le plus habituellement, à une fracture du col chirurgical de l'humérus. En cas de fracture engrenée, seule la radiographie permettra un diagnostic précis, car, l'existence d'une ecchymose très étendue et d'une douleur vive aux mouvements permet seulement de soupçonner la fracture.

En cas de déplacement fragmentaire, la tête occupe une situation sous-coracoïdienne, tandis que le fragment inférieur occupe la loge sous-acromiale. Le tableau est alors celui d'une luxation de l'épaule avec toutefois quelques particularités. Au lieu d'être en abduction fixe, le coude est mobile et se laisse rapprocher du tronc, il y reste ensuite (signe de Berger). La rotation du coude indolore dans la luxation, est très douloureuse et ne se communique pas à la tête humérale.

Il faut alors réduire la luxation, et, pour cela, pen dant qu'un aide fait l'extension continue sur le bras, en abduction plus ou moins marquée, le médecin refoule la tête humérale vers la cavité glénoïde. Cette manœuvre est très douloureuse et pour la faire plus aisément il vaut mieux recourir à l'anesthésie générale.

La réduction s'opère alors facilement, mais la contention devient impossible. On est en présence d'une tête libérée de ses adhérences scapulaires par la luxation, et de ses adhérences humérales par la fracture. Entraînée par la contraction du muscle sous-scapulaire, elle se comporte comme un noyau de cerise énucléé de sa cavité par une force élastique. Dans un cas, j'ai eu toutes les peines du monde à contenir la réduction ; j'y suis arrivé en mettant le bras malade en adduction extrême, la main reposant sur l'épaule saine. De cette façon, j'ai pu coler la tête dans sa loge avec la pointe du fragment diaphysaire qui s'opposait à sa sortie. Cette position ne sera conservée que peu de temps, une dizaine de jours, juste le temps de permettre à la capsule de se cicatriser. Le bras sera porté ensuite en abduction à 90° pour permettre la consolidation de la fracture.

La mobilisation sera commencée précocement.

Mais souvent la réduction est impossible ; il faut alors se contenter soit de mobiliser précocement pour produire une pseudarthrose entre le fragment supérieur et la cavité glénoïde, soit recourir à l'intervention sanglante. Cette solution sera préférable chez tous les sujets présentant un bon état général.

En somme, dans les lésions traumatiques de l'épaule, les fractures du col de l'omoplate et de l'apophyse coracoïde mises à part, le traitement se discute entre la *mobilisation et l'immobilisation en abduction horizontale.*

Toutes les fois que la fracture est incomplète ou engrenée, sans trouble grave de la statique osseuse, la réduction est inutile et la méthode de Lucas-Championnière reprend tous ses droits.

Dans les fractures engrenées avec dislocation statique ou dans les fractures avec déplacement, l'extension continue en position d'abduction horizontale, représente la méthode de choix.

Pour cet usage, l'appareil décrit au chapitre précédent est tout à fait indiqué. Pour augmenter l'abduction et atteindre la position horizontale, l'attelle-support mesurera 0 m. 30 de long.

CHAPITRE VII

LESIONS TRAUMATIQUES DE LA CLAVICULE ET DE SES ARTICULATIONS

Au niveau de la clavicule, on peut observer : 1° des luxations externes, sus-acromiales, sous-acromiales et sous-coracoïdiennes ; 2° des luxations internes, pré, rétro et sus-sternales ; 3° des luxations totales ; 4° ainsi que des fractures portant sur le tiers moyen, le tiers interne ou le tiers externe de l'os.

De toutes ces lésions les plus fréquentes sont les fractures du tiers moyen et du tiers externe et les luxations externes sus-acromiales.

PHYSIOLOGIE PATHOLOGIQUE

La clavicule représente un arc-boutant qui contient en avant et en haut l'omoplate et le membre supérieur ; elle contribue ainsi à la suspension et au maintien en arrière de la ceinture scapulaire ; si son intégrité vient à être altérée, on constate l'abaissement du moignon de l'épaule et sa projection en avant.

Les *luxations* se produisent à la suite d'un choc *sagittal* ; le choc agit sur la région deltoïdienne d'avant en arrière ou d'arrière en avant, plus rarement de haut en bas.

Les *fractures* se produisent, au contraire, à la suite d'un choc *transversal* ; chute sur le moignon de l'épaule le plus habituellement. Exceptionnellement

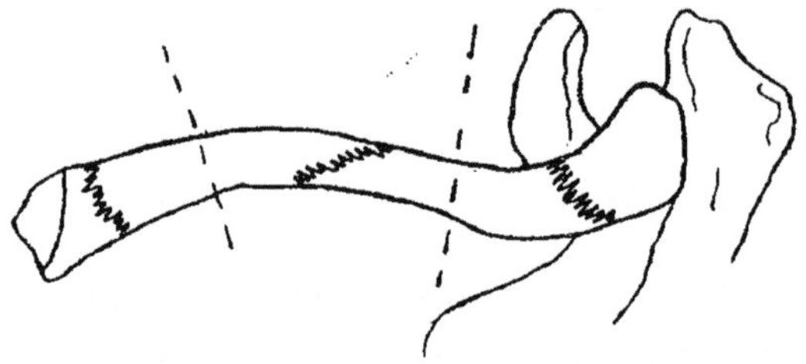

Fig. 58. — Fractures de la clavicule (d'après Jeanbrau). Vue d'en haut.

la chute s'est produite sur le coude ou la main placés en abduction dans le prolongement de l'épaule.

La rupture osseuse se produit alors par redressement trop brusque des courbures claviculaires et la fracture siège à l'union des deux courbures.

Il va sans dire qu'outre ces fractures indirectes, on peut observer des fractures directes et des fractures par contraction musculaire.

Quelqu'en soit le mécanisme, le déplacement fragmentaire est avant tout conditionné par la disposition des muscles.

Dans les *fractures du tiers moyen*, on observera un chevauchement fragmentaire, résultat de la projection antérieure du moignon de l'épaule et peut-être aussi de la contraction du muscle sous-claviculaire. Le fragment sternal, entraîné par le chef claviculaire du sterno-cléido-mastoïdien se porte en haut et en arrière ; le fragment acromial, entraîné par la pesanteur et par l'action combinée du deltoïde et du grand pectoral est attiré en bas, en avant et en dedans.

Dans *les fractures du tiers externe*, les déplacements sont à peu près les mêmes. Le fragment sternal subit en plus l'action du trapèze et est attiré souvent assez haut, simulant une luxation sus-acromiale ; le fragment acromial est attiré en bas et en avant par la pesanteur.

Dans *les fractures du tiers interne*, le déplacement manque tant que le trait de fracture siège en dedans des insertions du muscle sterno-cléido-mastoïdien, pendant que le fragment externe subissant l'action du muscle grand pectoral fait saillie en bas et en avant.

Dans *les luxations sus-acromiales* le déplacement est constant et difficile à corriger, car le trapèze et le sterno-cléido-mastoïdien le reproduisent aussitôt.

Ainsi donc, la réduction dans ces fractures ne sera possible qu'en portant l'épaule en haut et en arrière ; de cette façon, le fragment acromial se placera dans la direction du fragment sternal ; on pourra y ajouter une inclinaison de la tête pour relâcher le sterno-cléido-mastoïdien et le trapèze.

Mais, toutefois, il y a lieu de faire remarquer que si

la réduction fragmentaire est possible, son maintien est très difficile.

La contention, voilà le point délicat dans ces fractures, celui que la multiplicité des appareils s'est souvent proposée de solutionner, sans arriver cependant à un résultat définitif.

TRAITEMENT

Les *fractures de la clavicule* sans déplacement, se reconnaissent à l'ecchymose et à la douleur localisée ; elles se voient surtout chez l'enfant (fractures sous-périostées).

Avec déplacement, elles sont plus caractéristiques. Le blessé se présente dans l'attitude de Desault : le moignon de l'épaule abaissé, la tête penchée du côté malade, la main saine soutenant le coude blessé. La clavicule est raccourcie et, à l'exploration, on trouve de la mobilité osseuse et de la crépitation ; on peut sentir la pointe du fragment sternal.

Dans les *fractures sans déplacement*, l'écharpe de Mayor suffit, avec un coussin axillaire ; la mobilisation précoce et le massage donnent d'excellents résultats. En cas de déplacement, le problème est délicat, on peut recourir à l'immobilisation plâtrée par le procédé d'Ombrédanne, à la position de Couteaud, mal supportée, sauf par les jolies femmes soucieuses de leur esthétique. D'une façon courante, l'appareil qui nous a semblé le plus pratique est un appareil dérivé de l'appareil à bracelets de Guillemin et de Lardennois : appareil à anneaux décrit par Hidden dans le *Progrès Médical.*

Description. — Cet appareil se compose de deux anneaux métalliques rigides de forme ovalaire, dont le sommet reposant sur la région sus-claviculaire, serait légèrement recourbé en dehors. En fer arrondi, ils peuvent être préparés extemporanément par des fils de fer entourés de plâtre (fig. 59).

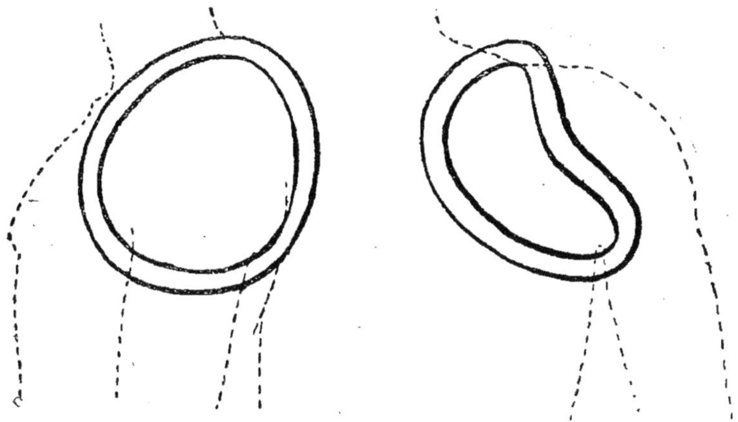

Fig. 59. — Anneau d'Hidden (vues de face et de profil).

Ces deux anneaux solidarisés en avant par un lacs antérieur (fig. 60) sont réunis en arrière, soit par deux tubes de caoutchouc, soit par deux lacs ordinaires (fig. 61).

Le principe de l'appareil est donc d'attirer l'épaule en arrière et en haut par l'extension continue en prenant point d'appui sur l'épaule saine.

Application de l'appareil. — Les anneaux entourés de coton sont recouverts d'un imperméable. Le ma-

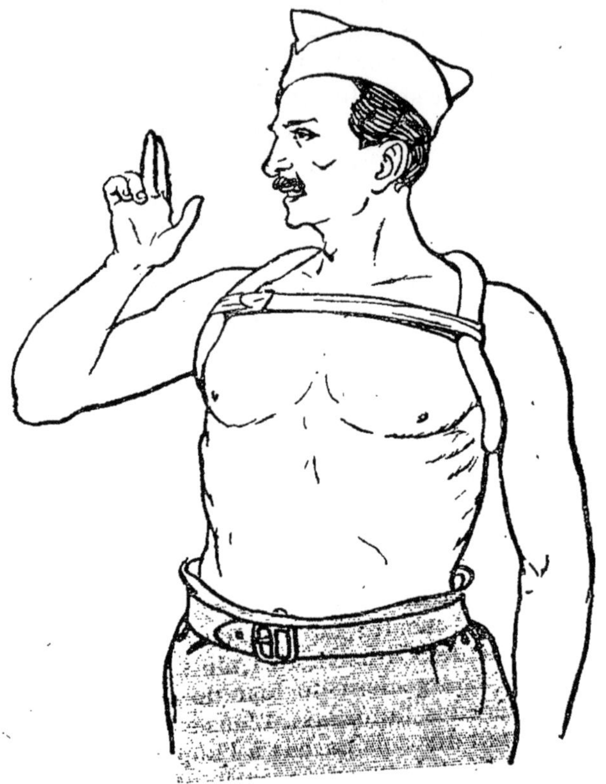

Fig. 60. — Anneaux maintenus par une sangle antérieure.

lade est assis; le médecin lui passe les deux anneaux qu'il réunit par un lacs antérieur. Remontant l'épaule malade en haut et en arrière, on fixe alors les tubes de caoutchouc postérieurs, qu'on peut laisser en place

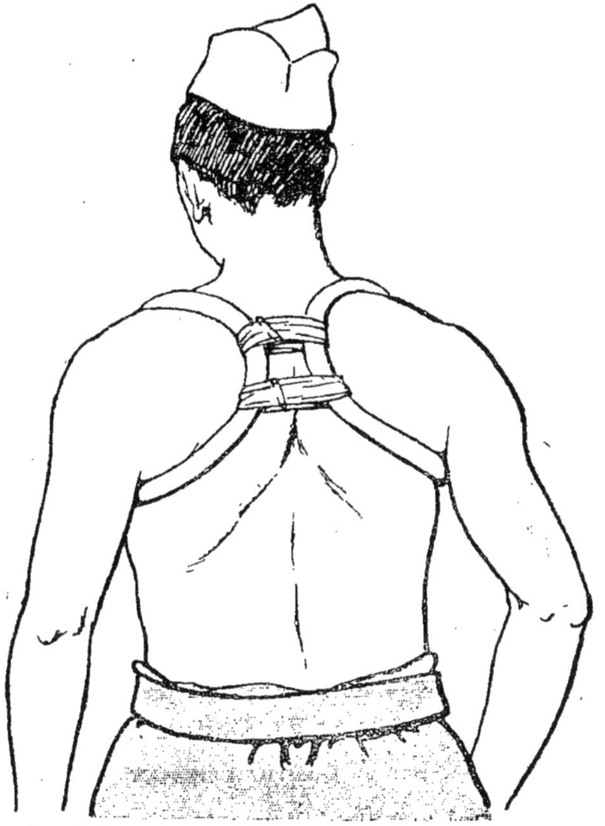

Fig. 61. — Anneaux maintenus par deux lacs postérieurs.

ou remplacer au bout de quelques heures par des lacs ordinaires.

Avantages. — Cet appareil est simple, commode, à la portée de tous ; il paraît un des plus efficaces et susceptible de donner, d'une façon courante, les meilleurs résultats.

S'inspirant de l'idée de M. Destot, on peut employer aussi des pneus de bicyclette préalablement gonflés et constituer avec eux des anneaux élastiques qui seront réunis suivant la technique d'Hidden.

La luxation sus-acromiale, facile à réduire est presque impossible à contenir. On pourra utiliser l'appareil d'Hidden en se servant de tamponnets pour refouler le segment luxé. Leur efficacité paraît douteuse et si la difformité ou la gêne paraissent importantes, la réduction sanglante trouve ses indications.

CHAPITRE VIII

LÉSIONS TRAUMATIQUES OSTEO-ARTICULAIRES DE L'AVANT-PIED

Au niveau de l'avant-pied, les lésions portent habituellement sur le gril métatarsien et les os du tarse antérieur. Dans cette région on observe communément des fractures métatarsiennes, des luxations tarso-métatarsiennes (articulation de Lisfranc) et des luxations médio-tarsiennes (articulation de Chopart),

A part les fractures directes où le choc peut porter soit sur la face dorsale, soit sur les faces latérales, (chute de cheval) ces lésions sont produites soit par une torsion de l'avant-pied, soit par une flexion forcée de l'avant-pied.

Les *fractures métatarsiennes* peuvent affecter les métatarsiens médians ou latéraux, isolément ou simultanément. Si la fracture occasionne peu de déplacement, on se contentera de la balnéation chaude et du massage ; mais si les os sont déplacés, il faudra réduire et, pour cela, la difficulté est de trouver une bonne prise pour tirer sur l'avant-pied. On saisira alors fortement le gros orteil dans les mors de la pince de Farabeuf (pour les luxations du pouce) ; à défaut, on se servira d'une pince plate ordinaire dont les mors seront enveloppés de bouts de drain de caoutchouc.

Si la réduction est obtenue, on cherchera à la maintenir dans un plâtre moulé, épousant le talon antérieur. Au bout de vingt à vingt-cinq jours, la balnéation et le massage lui succèdent.

Les *luxations tarso-métatarsiennes*, assez rares, se présentent généralement sous le type de la luxation divergente (fig. 62). Les quatre derniers métatarsiens (système spatulaire de MM. Quénu et Küss) glissent en dehors, tandis que le premier métatarsien (système colomnaire de MM. Quénu et Küss) se porte en dedans, ces déplacements divergents étant la conséquence de l'obliquité inverse des interlignes articulaires.

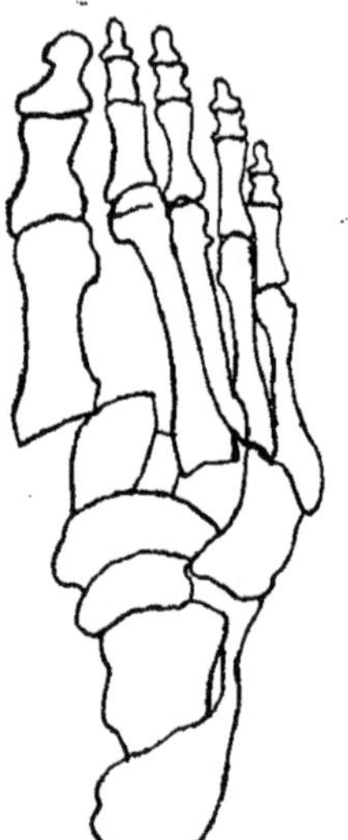

Fig. 62. — Luxation divergente tarso-métatarsienne. (D'après Tixier).

Le métatarse glisse en masse sur le dos du pied, c'est une luxation en haut.

La réduction doit être tentée ; elle est possible avec une forte traction sur l'avant-pied, mais, la contention l'est moins, tout au moins pour le système spatulaire. L'important est de réduire la luxation du gros orteil. Toutefois on peut se consoler de ces échecs, parce que la persistance de la lésion est peu grave. Chose curieuse, la marche devient rapidement possible et peu douloureuse.

Les *luxations médio-tarsiennes* étudiées récemment par Houzel peuvent être totales ou prédominer tantôt en dedans (luxations à prédominance scaphoïdienne) tantôt en dehors (luxations à prédominance cuboïdienne). Totales, l'avant-pied se luxe en bas (fig. 63).

Ici encore, il faut tenter la réduction, mais, si elle

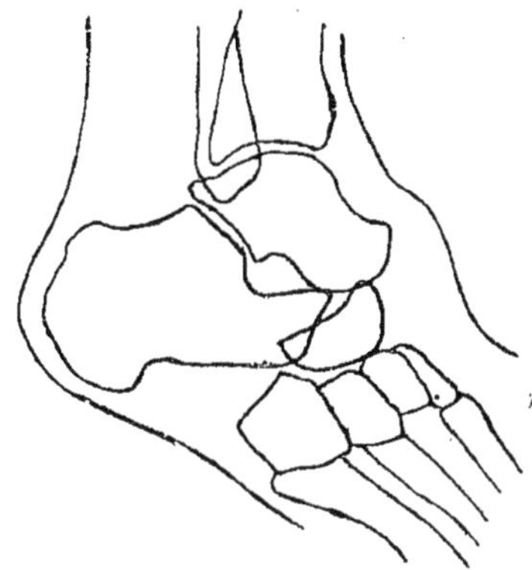

Fig. 63. — Luxation médio-tarsienne (d'après Tixier).

n'est pas possible, il n'est pas besoin d'insister, car presque toujours la réadaptation à la marche se fait aisément, comme pour les précédentes.

En somme, les traumatismes de l'avant-pied d'ailleurs rares, se caractérisent par leur bénignité relative. Les bains de pied chauds et les massages constituent leur traitement habituel.

CHAPITRE IX

LÉSIONS TRAUMATIQUES OSTÉO-ARTICULAIRES DU TARSE POSTÉRIEUR

La radiographie a révélé la variété extrême des lésions traumatiques du tarse et, en raison même de leur complexité, leur description paraît, à l'heure actuelle, à première vue embrouillée et confuse. Cependant si, au lieu d'une étude didactique, on montre l'enchaînement des lésions d'après leur mécanisme, leur exposé y gagne en clarté.

PHYSIOLOGIE PATHOLOGIQUE

D'une façon générale, on peut dire que, tandis que les torsions et les rotations du pied amènent des lésions de la mortaise tibio-péronière, tandis que les flexions et les torsions de l'avant-pied déterminent une luxation médio-tarsienne ou des lésions métatarsiennes, les chutes ou précipitations sur le pied entraînent des lésions du tarse postérieur : lésions très variables pouvant porter sur le calcanéum, sur l'astragale, sur le scaphoïde ou sur les articulations astragaliennes. La répartition des lésions se comprendra parfaitement, si on se rappelle le rôle de l'astragale. Cet os reçoit la pression du corps et la répartit sur la voûte plantaire. C'est l'os répartiteur d'impôts de M. Destot, rôle qu'il assure grâce à sa « poulie dont la courbure permet tous les changements d'application de la force ».

Le pied est-il à angle droit sur la jambe ? (V. fig. 64.) L'astragale, installé sur l'arche postérieure calcanéenne, transmet le poids du corps directement au calcanéum sur la surface articulaire postéro-externe, surface en segment de pavillon de cor de chasse (Farabeuf), encore appelée thalamus (Destot). C'est le *corps de l'astragale* qui entre en jeu ; la pression transmise à l'arche postérieure déterminera, si elle est trop violente, une fracture du calcanéum. La zone exposée est donc la *région thalamique*. (V. fig. 65.)

Le pied est-il en flexion sur la jambe ? L'astragale reçoit la pression plus en avant et la transmet dans deux directions, en arrière sur la région thalamique et en avant sur les surfaces articulaires de la petite et de la grande apophyse. C'est *le col de l'astragale* qui assure la division; c'est lui qui sera menacé par une pression trop forte, ou bien, s'il résiste, ce sera la grande apophyse qui cédera, entraînant, dans les cas extrêmes, un effondrement de l'articulation de Chopart. La zone exposée est la *région paramédiotarsienne*.

Le pied est-il en extension sur la jambe ? (V. fig. 66.) Le tibia appuie sur la partie postérieure de l'astragale qu'il tend à chasser en avant dans la direction de la colonne interne du pied (1er métatarsien) qui va prendre contact avec le sol. *Si la tête de l'astragale* est bien maintenue par la glène scaphoïdienne, il se fait un télescopage astragalo-scaphoïdien. Par contre, si la tête de l'astragale par un léger mouvement de varus ou de valgus s'échappe de sa glène, il va se faire soit une luxation sous-astragalienne, soit une luxation double de l'astragale. La zone traumatique est ici *la colonne interne du pied* (région colomnaire de M. Quénu).

Ainsi donc, on peut conclure que, si l'astragale est le répartiteur des pressions, il aiguille également les lésions traumatiques. C'est « un centre traumatique autour duquel les lésions rayonnent » (Destot) [1].

ÉTUDE CLINIQUE ET TRAITEMENT

Après ce simple aperçu, nous allons exposer plus longuement les diverses lésions qu'on peut observer avec leurs caractères cliniques et leur traitement.

A. — Chute sur le pied à angle droit.

Dans ces conditions, on peut voir des fractures thalamiques et des fractures de la base de la grande

1. Destot. « Traumatismes du pied et rayons X. »

apophyse du calcanéum (V. fig. 64), mais presque jamais on ne trouve de fractures de l'astragale ; même dans les cas graves où l'on observe un éclatement du pilon tibial et un écrasement du calcanéum, l'astragale reste intact. Cette intégrité s'explique par sa mobilité qui le dérobe aux pressions, par sa forme en coin à som-

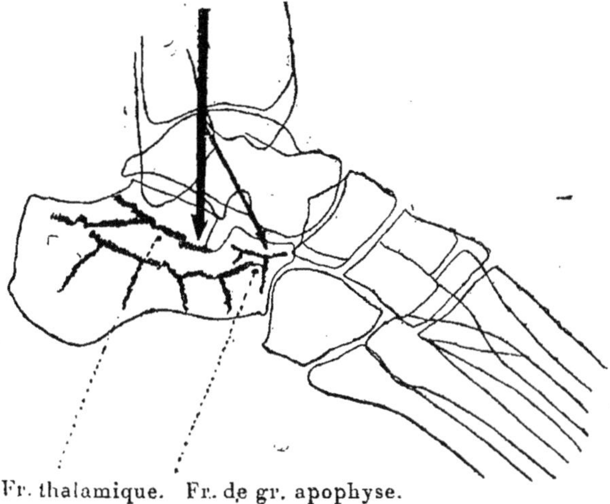

Fig. 64. — Chute sur le pied à angle droit.

met inférieur, par ses courbures qui reçoivent toujours normalement les lignes de force.

Les fractures thalamiques présentent tous les degrés depuis le simple tassement trabéculaire jusqu'à l'éclatement total de l'os. Elles se caractérisent, dans ses formes légères, par l'affaissement du talon, l'abaissement des malléoles, l'empâtement et l'ecchymose sous-malléolaire à prédominance externe. Souvent, il coexiste un éclatement de la malléole externe par refoulement calcanéen. Dans les formes moyennes, il se surajoute parfois un arrachement de la partie supérieure de la grosse tubérosité (fracture en soufflet). Dans les formes graves, à la pression de la région thalamique, se surajoute une pression sur l'appui antérieur de la grande apophyse, et à l'éclatement du thalamus s'associe alors un *écrasement de la grande apophyse*. Les désordres sont alors considérables. Le talon épaissi, globuleux, n'a plus son relief normal ; des masses osseuses comblent les régions rétro et sous-malléolaires ; dans le sinus du tarse, on sent la saillie de la grande apophyse. Souvent même, on peut avoir une fracture de la petite apophyse. Les lésions ne guérissent que par ankylose totale en deux ou trois ans, constituant une véritable infirmité.

Dans toutes ces fractures, par suite de son enfoncement dans le calcanéum, l'astragale décrit un mouvement de sonnette qui lui fait relever la tête et produire un *diastasis astragalo-scaphoïdien*. En même temps, la *poulie astragalienne se met en hyperflexion* dans l'articulation tibio-tarsienne.

Si dans les formes légères, les bains chauds et le massage donnent des résultats, dans les formes graves, il faut essayer de reconstituer le bloc calcanéen par tous les moyens, voire même par l'intervention sanglante, car on ne peut abandonner ces malades pendant deux et trois ans à leur malheureux sort.

B. — Chute le pied en flexion.

Dans ce cas, la pression est répartie par le col de l'astragale entre les deux appuis calcanéens, mais plus spécialement sur l'appui antérieur (grande et petite apophyse) — ou bien le col de l'astragale va céder — ou, s'il résiste, c'est la grande apophyse qui va s'écraser sous la pression de l'astragale. Si la violence continue, la tête de l'astragale abandonne le scaphoïde, pendant que la grande apophyse éclatée quitte le cuboïde. Il se produit une dislocation de l'articulation de Chopart. Donc deux lésions sont ici possibles : celle du col de l'astragale d'une part, celle de la grande apophyse du calcanéum d'autre part, avec comme terme ultime : la dislocation de l'articulation médio-tarsienne. (V. fig. 65.)

1° *Les fractures du col de l'astragale* sont différemment interprétées par les auteurs. Pour Destot, il faut entendre sous ce nom toutes les fractures astragaliennes dont le trait de fracture passe en avant de l'apophyse externe. Si la plupart relèvent d'une décapitation, certaines sont consécutives à une torsion du pied ; il peut aussi s'y ajouter le mécanisme de l'arrachement décrit par M. Ombrédanne. Les unes sont des fractures sans déplacement ; les autres s'accompagnent d'un déplacement souvent très marqué des fragments : soit de la tête qui peut se renverser, soit du corps qui peut s'énucléer en arrière, soit des deux qui peuvent se déplacer à la fois.

Les fractures sans déplacement sont difficiles à reconnaître. Elles se dépistent par l'élargissement du col et la douleur à la palpation ; on peut le pincer, comme on sait, entre le sinus du tarse et la dépression prémalléolaire interne.

Les fractures avec déplacement fragmentaire se re-

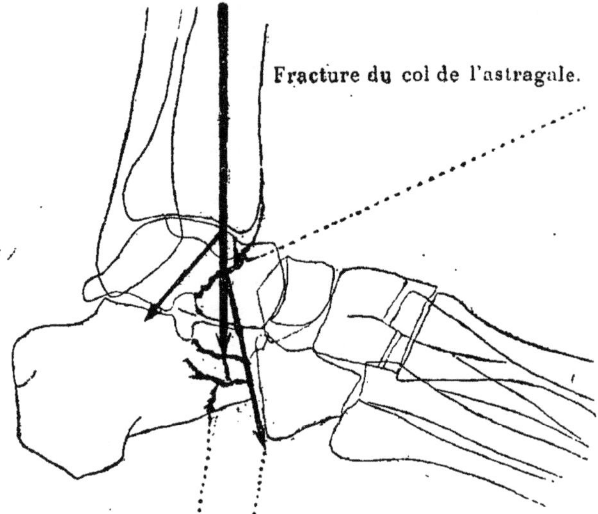

Fig. 65. — Chute, pied en flexion.

connaissent aux déformations très accentuées du pied ; varus, valgus et surtout subluxation antérieure, inexpliquées par une lésion malléolaire ou une altération du plateau tibial. Le diagnostic se pose avec les énucléations totales de l'astragale, d'ailleurs rares, ou mieux avec les énucléations partielles. Mais en cas de fracture, les douleurs sont plus vives, l'ecchymose plus marquée, la déformation moins fixe. Le diagnostic avec les fractures du corps de l'astragale, par contre, est plus délicat. Nous en parlerons plus loin.

Le pronostic est assez bénin dans les simples fissures, quand elles ne gagnent pas une articulation voisine ; mais il est grave en cas de déplacement fragmentaire.

Dans les formes sans déplacement, on immobilisera pendant quarante jours le pied en extension forcée, pour conserver au col sa longueur normale. Dans les formes avec déplacement, certains ont tenté la reposition sanglante ; il semble préférable de recourir à l'astragalectomie, totale, bien entendu, l'extirpation isolée de la tête donnant des résultats déplorables.

2° *La fracture de la grande apophyse du calcanéum*, par pénétration de l'astragale, est exceptionnelle. Très grave, elle aboutit au pied plat et fait du blessé un infirme grave. C'est la seule des fractures du calcanéum qui ne s'accompagne pas d'hyperflexion de la poulie dans l'articulation tibio-tarsienne ; elle se met en hyperextension comme dans les lésions scaphoïdiennes.

La réduction sera tentée ; si elle échoue, on aura recours à la balnéation chaude et au massage.

C. — Chute le pied en extension.

Il y a lieu de distinguer deux cas, suivant que le pied atteint le sol par la pointe, ou à la fois par la

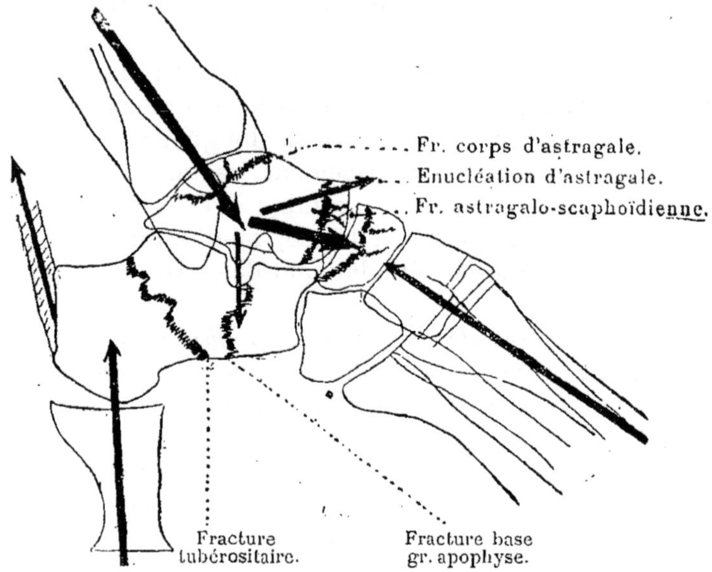

Fig. 65. — Chute, pied en extension.

pointe et par le talon (talon Louis XV, pierre). Les lésions seront différentes dans les deux cas, aussi distinguerons-nous les lésions consécutives à l'extension libre, et celles consécutives à l'extension appuyée (V. fig. 66).

a) Extension libre. — Dans ce cas, l'astragale reçoit d'une part sur sa tête la pression transmise par le sol le long de la colonne interne du pied et d'autre part, sur sa face postérieure, la pression du corps transmise par le tibia. Pris entre ces deux forces, il tend à s'échapper soit en avant en tamponnant le scaphoïde, ou en s'énucléant (énucléations totales ou partielles de l'astragale), soit en bas en glissant sur la surface thalamique et en pénétrant en coin par l'apophyse externe dans l'épaisseur du calcanéum (fracture de la base de la grande apophyse). S'il ne peut forcer sa loge, il se fracture lui-même dans la zone de pression (fracture du corps de l'astragale). Exceptionnellement, il peut se faire une flexion au niveau du col (Tanton [1]) suivie de fracture. En raison de la rareté de ce dernier cas, nous nous contentons d'en faire une simple mention.

1° *Fractures astragalo-scaphoïdiennes.* — Il se fait un éclatement de la tête de l'astragale, du scaphoïde ou des deux à la fois. Au début, l'accident est bénin : simple entorse avec épaississement du bord interne du pied et ecchymose accentuée. Mais, par la suite, les troubles s'aggravent, la voûte plantaire s'effondre et s'éverse tout à la fois, faisant un pied plat valgus

1. Tanton. *Traité des fractures*, t. II, p. 104.

traumatique ; les douleurs s'accentuent, la marche devient très difficile et souvent, au bout de deux ou trois ans, le malade est un infirme justiciable seulement d'une ostéotomie cunéiforme.

Dans ces fractures, la radiographie montre une fusion des deux ombres astragalienne et scaphoïdienne ; l'astragale a glissé en avant, laissant souvent en arrière de lui le tubercule postéro-externe (fracture de Shepherd) ; d'autre part, la *poulie astragalienne* se met *en hyperextension* dans l'articulation tibio-tarsienne.

La réduction est absolument indiquée dans les fractures récentes, même par la méthode sanglante, tant est grave l'infirmité qui en résulte. Mais dans les fractures récentes, les manœuvres externes peuvent suffire ; on exerce alors une traction forte sur le bord interne du pied fléchi, on fait du valgus forcé pour ouvrir la loge scaphoïdienne et par une pression digitale, on cherche à refouler la tête de l'astragale subluxée en bas. Le pied sera immobilisé quinze à vingt jours dans cette position.

2° *Enucléations de l'astragale.* — Tandis que les fractures astragalo-scaphoïdiennes nécessitent un traumatisme assez violent, les énucléations de l'astragale se font avec un traumatisme léger ; l'astragale s'échappe par suite d'un léger mouvement de varus ou de valgus qui dégage partiellement la tête au niveau de la cavité scaphoïdienne. Le plus souvent, la colonne jambière accompagne l'astragale, il se fait une rupture des ligaments tibio et péronéo-calcanéens et on obtient une luxation sous-astragalienne (énucléation partielle de M. Destot). Mais parfois ces ligaments résistent et l'astragale, abandonné par le squelette jambier, s'échappe isolément, après avoir rompu ses attaches jambières (ligaments tibio et péronéo-astragaliens) et ses attaches calcanéennes (haie interosseuse). Il se fait une luxation double de l'astragale ou énucléation totale.

Les énucléations partielles de l'astragale se font soit en haut et en avant, soit en dehors, soit en dedans. Ce qui les caractérise, « c'est leur facilité extrême de production et leur facilité extrême de réduction dans la plupart des cas » (Destot). Douleur modérée, fixité de l'attitude du pied qui ne ballotte pas et grand déplacement suivant les cas, en varus (énucléation externe), en valgus (énucléation interne), en équinisme (énucléation antéro-supérieure), ecchymose et œdème du pied modérés, palpation de la tète très facile à sentir sous les téguments, tels sont leurs signes qui ne permettent la confusion qu'avec les fractures du col de l'astragale, point sur lequel nous ne reviendrons pas. Dans les cas ordinaires, la réduction est très facile ; si, toutefois, elle n'est pas possible, on recourra à l'astragalectomie. Cependant la traction forte sur le bout du pied associée à la pression sur la tête astragalienne suffit généralement.

Les énucléations totales de l'astragale sont très rares ; l'astragale, énucléé comme un noyau de cerise, s'échappe généralement en avant et en dehors. Il fait une saillie très marquée, menaçant de perforer les téguments. Sa réduction est généralement facile.

3° *Fracture isolée de la base de la grande apophyse du calcanéum.* — La fracture est alors isolée; il se fait un effondrement de la voûte plantaire ; le pied est aplati sans qu'il existe un empâtement sous et rétro-malléolaire. Souvent on trouve en même temps une saillie anormale au niveau du sinus du tarse; il se fait un *léger diastasis calcanéo-cuboïdien.*

En même temps, comme dans les fractures calcanéennes, l'astragale relève la tête et la poulie astragalienne se met en hyperflexion dans l'articulation tibio-tarsienne.

La réduction de ces cas n'est pas aisée, car le déplacement fragmentaire est sous la dépendance de la contraction du long péronier latéral ; on mettra ce muscle en relâchement par l'immobilisation du pied en valgus et en flexion, tout en essayant de refouler directement le fragment; mais cette variété est exceptionnelle et nous n'y insisterons pas.

4° *Fracture du corps de l'astragale.* — La fracture du corps de l'astragale se caractérise par la présence de l'apophyse externe dans le fragment antérieur (Destot).

Les lésions siègent toujours sur le quadrant postérieur et peuvent aller depuis le simple écaillement jusqu'à l'écrasement du fragment postérieur avec fissuration du fragment antérieur. Le fragment antérieur peut être chassé en avant sur le dos du pied et le fragment postérieur bloqué reste le plus souvent en place. Parfois cependant laminé ou non, il peut s'échapper en arrière isolément ou entraîner avec lui le squelette jambier ; il y a alors subluxation antérieure légère du pied.

Au point de vue clinique, dans les fractures sans déplacement, la symptomatologie est nulle ou à peu près ; le cou-de-pied est tuméfié et ecchymotique, mais il n'y a pas de signes de fracture tibio-péronière ou calcanéenne et d'autre part les mouvements de l'articulation tibio-tarsienne sont très douloureux ; peut-être en pinçant le col dans le sinus du tarse, pourrait-on sentir une crépitation ?

Dans les fractures avec déplacement, le tableau est plus varié. Tantôt ce qui frappe, c'est une *subluxation antérieure* du pied. Or, cette déformation se voit également dans les fractures marginales antérieures du tibia ; mais alors le fût de la jambe est augmenté de volume, tandis que dans les fractures astragaliennes, après la disparition du gonflement, on sent la joue externe de l'astragale dans le sinus du tarse.

Tantôt c'est un *varus* du pied par torsion au niveau du foyer de fracture, varus qui se voit également dans les fractures bi-malléolaires et surtout dans les fractures sus-malléolaires ; mais dans les lésions de l'astragale, les malléoles ne sont ni élargies, ni épaissies et la jambe conserve son volume normal.

Tantôt il se produit un *tassement de l'astragale*, le pied se plaçant en légère extension ou en équinisme forcé. Dans ce cas, les malléoles s'abaissent vers le sol comme dans les fractures du calcanéum, mais il y a en plus, en cas de lésion de l'astragale, une immobilité absolue du pied.

Tantôt le *fragment antérieur* est *déplacé en avant*

et alors le diagnostic se pose avec les énucléations partielles de l'astragale et avec les fractures du col. Pour trancher entre ces deux variétés de fractures, il n'y a que la radiographie qui puisse lever les doutes en situant l'apophyse externe dans le fragment antérieur ou postérieur.

Dans toutes les fractures du corps, qu'il y ait ou non déplacement des fragments, il n'est qu'un traitement, c'est l'astragalectomie, car ces fragments ne guérissent pas, si ce n'est au bout de très longtemps et par l'ankylose.

b) Extension appuyée. — Dans ce cas, le pied atteint le sol à la fois par la pointe et par le talon ; c'est soit une pierre, soit un talon élevé de chausssure qui assure le contact avec le sol et transmet la force à la partie postérieure du calcanéum, décapitant la partie rétro-thalamique de l'os. La contraction du triceps sural ajoute son action en arrachant le fragment tout entier et surtout en le déplaçant en haut après la fracture. Il en résulte un aplatissement de la voûte plantaire. C'est la *fracture tubérositaire ou rétro-thalamique du calcanéum.*

Cette variété de fracture est bénigne, en raison de l'intégrité des surfaces articulaires, c'est à peine s'il se produit un léger diastasis astragalo-scaphoïdien et une légère flexion de la poulie astragalienne. La voûte du pied est affaissée, le talon est raccourci et globuleux, le pied est tuméfié, mais après la disparition de l'œdème, on s'aperçoit que les gouttières sous-malléolaires sont libres.

Abandonnées à elles-mêmes, elles mettent trois à six mois pour guérir ; la guérison est toutefois plus complète et plus rapide, si on fait la réduction sanglante suivie d'enchevillement. Toutefois, avant de recourir à l'acte opératoire, il y a lieu d'immobiliser le pied en extension forcée avec flexion marquée du genou pour annuler l'action du tendon d'Achille. La coaptation fragmentaire peut s'obtenir dans quelques cas.

Cet exposé des traumatismes du tarse est un peu schématique : d'une part les précipitations sur le pied peuvent déterminer d'autres lésions, au niveau du pilon tibial par exemple (marginale postérieure, marginale antérieure, éclatement du pilon tibial), lésions qui peuvent s'associer à celles du tarse — d'autre part aux précipitations peuvent se surajouter des mouvements de torsion du pied, venant créer des lésions plus complexes. Ce schéma pourra néanmoins servir encore de guide dans ces cas compliqués et s'il ne répond pas toujours à la réalité des faits, il a l'avantage de faciliter leur compréhension en les accordant avec les données de la physiologie.

CHAPITRE X

LESIONS TRAUMATIQUES OSTÉO-ARTICULAIRES DU COU-DE-PIED

Les lésions traumatiques du cou-de-pied sont celles qui portent sur l'extrémité inférieure des deux os de la jambe : tibia et péroné, les luxations tibio-tarsiennes pures sans fracture, n'existant pour ainsi dire pas. Tantôt le trait de fracture intéresse l'articulation : fractures articulaires, tantôt il siège au-dessus, dans une zone dont la limite supérieure remonte à quatre travers de doigt au-dessus de l'interligne : fractures sus-malléolaires (Richet).

Pour bien saisir la physiologie pathologique de ces fractures et diriger judicieusement leur traitement, il est indispensable de rappeler quelques notions de statique articulaire.

ANATOMIE

Le pied par l'intermédiaire du tenon astragalien vient s'emboiter dans la mortaise tibio-péronière.

La mortaise tibio-péronière nous présente à considérer, deux joues et un plafond dont les dispositions réciproques ont une importance primordiale pour la statique du membre.

Tandis que les deux joues formant la pince malléolaire assurent l'équilibre transversal, le plafond excavé d'avant en arrière règle l'équilibre antéro-postérieur.

La pince malléolaire est formée en dehors par la malléole externe puissante si souvent fracturée, en raison du rôle important qu'elle joue continuellement au point de vue statique — et en dedans par la malléole tibiale.

La puissante malléole externe recouvre toute la face externe du corps de l'astragale qui se dégage seulement dans l'extension complète du pied où on peut la palper au niveau du sinus du tarse.

La malléole interne est échancrée à son bord inférieur et bifide, sa dent antérieure étant plus longue que sa dent postérieure ; elle ne recouvre pas complètement le corps de l'astragale qu'on peut sentir et explorer au-dessous d'elle.

De forme et de puissance différentes, les deux malléoles occupent aussi une situation différente ; la malléole tibiale est sur un plan antérieur à celui de la malléole externe, comme on le voit sur toutes les radiographies de profil (fig. 71). La pince malléolaire saisit donc en oblique le tenon astragalien, elle forme une sorte de pont en biais (Destot) ; ainsi s'explique cette chose paradoxale : le tenon astragalien plus large en avant qu'en arrière ne ballotte cependant pas dans aucune des positions du pied ; certainement, puisque la pince ne le saisit pas transversalement, mais obliquement.

Les deux os sont étroitement réunis l'un à l'autre ; la malléole péronière repose dans une gouttière du flanc externe du tibia attachée à elle par les puissants ligaments tibio-péroniers. Cette étroitesse des rapports est très visible sur les radiographies de face du cou-de-pied où l'ombre du tubercule tibial antéro-externe qui limite en avant la gouttière, chevauche l'ombre péronière. (Voir fig. 69).

Le plafond, constitué par le pilon tibial seul, est excavé d'avant en arrière, le bord postérieur descend plus bas que le bord antérieur. Si donc, en avant, il y a un bec à peine accusé ; en arrière il existe une espèce d'auvent qui empêche le tenon de s'échapper en arrière sous l'influence de la contraction du tendon d'Achille.

PHYSIOLOGIE

Pour comprendre comment l'équilibre plantaire est assuré par la pince malléolaire, il est indispensable de rappeler sommairement la constitution de la voûte du pied.

Cette voûte repose sur deux arches, l'une postérieure : calcanéum, l'autre, antérieure, constituée par les deux derniers métatarsiens, la clef de voûte est formée par le cuboïde, placé à distance du sol.

Sur le flanc interne de cet os se trouve le bloc scapho-cunéen donnant point d'appui à la console des trois premiers métatarsiens.

La voûte se présente ainsi comme une demi-coupole qui repose sur le sol par ses deux extrémités et son

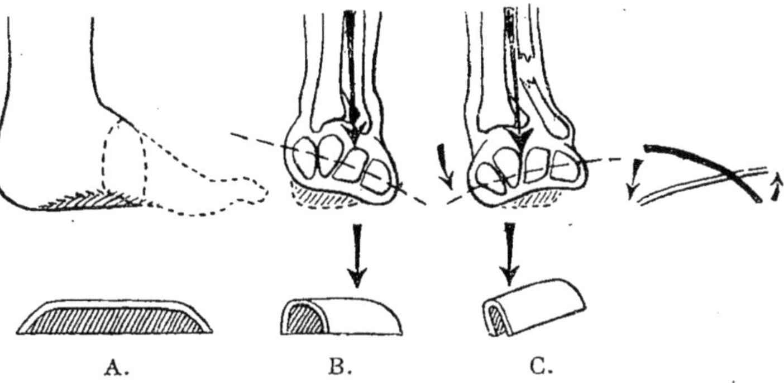

Fig. 67. — En B, les lignes de force tombent sur la partie externe de la voute plantaire qui reste en équilibre. En C, elles portent sur la partie interne de la voûte qui se renverse en dehors : valgus.

bord externe. On peut le comparer à une moitié d'assiette creuse renversée. (Destot) (fig. 62 A-B.)

Or, une coupole de ce genre ne peut conserver son équilibre que si les lignes de force du membre inférieur viennent tomber près de son bord externe dans la zone d'appui maximum. (Fig. 67 B.)

Porteraient-elles, au contraire, plus en dedans ? la voûte se renverserait en dehors comme la demi-assiette creuse sur le bord interne de laquelle on ferait pression. (Fig. 70 C.)

L'équilibre plantaire tient donc à la répartition des lignes de forces sur la partie externe de la demi-coupole plantaire. Or, c'est la pince malléolaire qui assure cet aiguillage de forces, son rôle est donc considérable.

On sait que le centre des pressions siège non au milieu de l'espace intermalléolaire, mais un peu en dehors de ce point (Destot) ; la pince malléolaire, en maintenant ferme le tenon astragalien, oblige donc ces forces à gagner en majeure partie le bord externe du pied. Elle contribue donc ainsi directement à assurer l'équilibre plantaire.

Ce fait est si vrai, que s'il existe un élargissement de cette pince, le tenon astragalien déporté en dehors reçoit les pressions de la jambe près de son bord interne et les transmet au bord interne de la coupole. La voûte se renverse en dehors, faisant un pied plat valgus.

Or, dans les traumatismes, cette pince est souvent altérée, les diastasis en sont fréquents, les joues ne conservent plus leur direction verticale. Il est indispensable de rétablir la forme et l'écartement des mors de la pince, si l'on veut éviter des troubles graves, tels que le pied plat valgus traumatique secondaire si fréquent dans les fractures de Dupuytren. (Fig. 68.)

L'intégrité du plafond n'a pas moins d'importance. Est-il effondré au niveau de son bord antérieur ? le pied peut se subluxer en avant. Est-il effondré en arrière ? il se fait un équinisme impossible à éviter et qui se reproduira indéfiniment, tant qu'une ankylose osseuse n'aura pas soudé l'astragale au squelette jambier.

Est-il complètement éclaté ? C'est là un trouble exceptionnellement grave qui laissera des douleurs

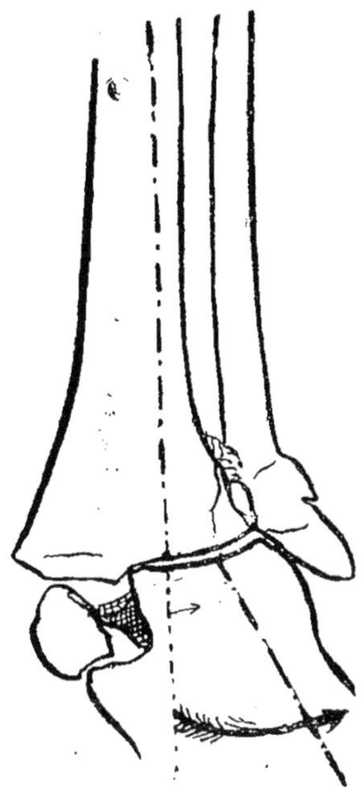

Fig. 68. — Pied plat valgus par éversement.

interminables tant que l'ankylose ne sera pas complète pour empêcher tout mouvement et toute douleur.

PHYSIOLOGIE PATHOLOGIQUE

A. — Fractures malléolaires.

On peut dire, d'une manière générale, que les fractures malléolaires succèdent aux torsions du pied et aux précipitations sur le sol.

Les torsions du pied altèrent la pince malléolaire, les précipitations sur le sol, le plafond de la mortaise ;

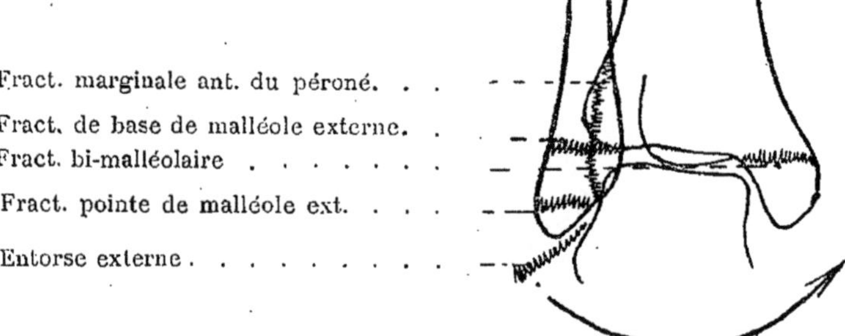

Fig. 69. — Torsion du pied en dedans.

les torsions et les précipitations combinées, produisent des lésions mixtes portant sur la pince et sur le pilon tibial.

Si l'on veut essayer de grouper ces lésions d'après leur mécanisme, on peut rappeler en le complétant, le classique schéma de Tillaux, les fractures se produisent tantôt par arrachement ligamentaire, tantôt par éclatement osseux.

A) *Adduction du pied.* — Se produit-il un mouvement de torsion du pied en dedans ? (Fig. 69.)

Le ligament latéral externe se tend et peut se rompre : *entorse externe* du cou-de-pied. S'il résiste, il va arracher la malléole externe, soit près de sa pointe (*fracture de la pointe de la malléole externe*), soit près de sa base (*fracture de la base de la malléole externe*).

Si la pointe du pied tourne en dedans, à la traction du ligament latéral externe, s'ajoute la pression de la face externe du tenon astragalien contre la malléole péronière ; celle-ci éclate sur toute la hauteur de son bord antérieur (*fracture de Wagstaffe* ou fracture verticale de la malléole externe de Le Fort).

Si la torsion du pied s'accuse, à l'arrachement de la malléole externe succède une pression sur la malléole interne ; celle-ci éclate à son tour et on obtient une *fracture bi-malléolaire* par adduction.

B) *Abduction du pied.* — Se produit-il un mouvement de torsion du pied en dehors ? (Fig. 70.)

Le ligament latéral interne étiré se déchire (*entorse interne du cou-de-pied*) ; s'il résiste, la malléole interne s'arrache à sa base (*fracture* par arrachement de la *malléole tibiale*).

Si la torsion du pied s'accuse, le tenon astragalien vient faire pression contre la malléole péronière qui peut éclater (*fracture bi-malléolaire par abduction*) mais, le plus souvent elle résiste et ce sont les ligaments tibio-péroniers qui arrachent leur insertion (*fracture marginale externe du tibia*) ou bien se déchirent : il se produit un *diastasis tibio-péronier*, suivi ou non de fracture du péroné soit à 4 centimètres au-dessus de la pointe (*fracture basse de Dupuytren*) soit plus souvent à 7 centimètres au-dessus de la pointe

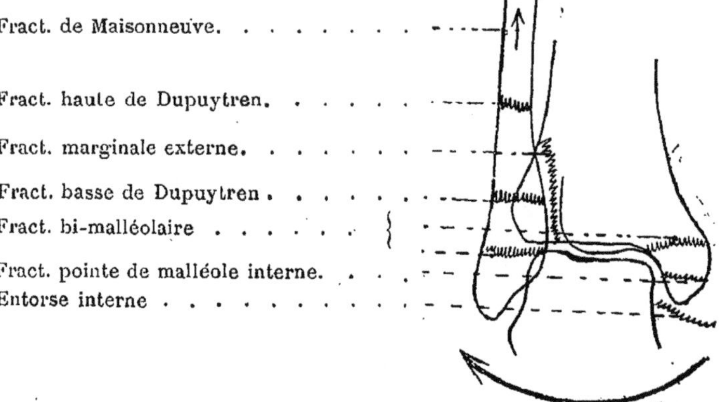

Fig. 70. — Torsion du pied en dehors.

(*fracture haute de Dupuytren*), soit plus haut encore, près de la tête du péroné (*fracture de Maisonneuve*). Dans ce cas, on incrimine également la pénétration en coin dans l'interligne tibio-péronier du bord supéro-externe de l'astragale (Souligoux).

Notons que le diastasis tibio-péronier inférieur peut exister à l'état de lésion isolée.

c) *Précipitation sur le sol, le pied en flexion.* — Il se produit une fracture marginale antérieure par pres-

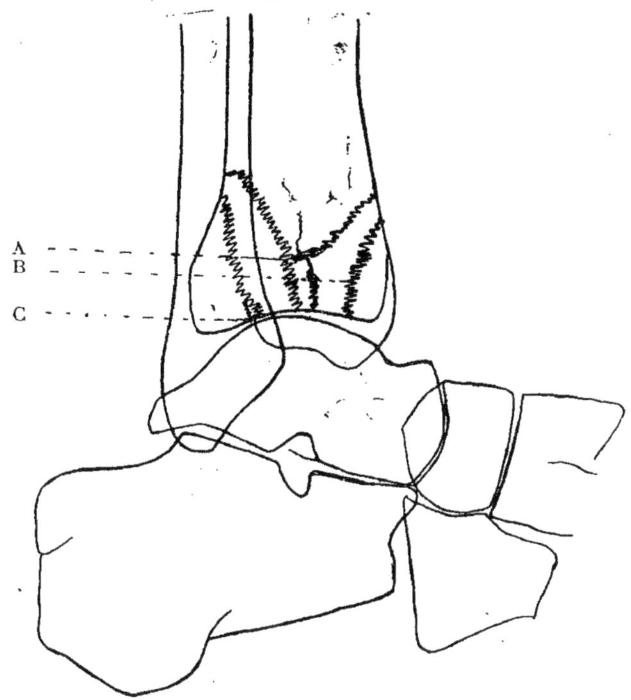

A. — Eclatement du pilon tibial.
B. — Fracture marginale antérieure.
C. — Fracture marginale postérieure.

Fig. 71. — Remarquer l'obliquité de la pince malléolaire ; la malléole péronière est postérieure à la malléole tibiale.

sion de l'astragale sur le bord antérieur du pilon tibial. (Fig. 71.)

D) *Précipitation sur le sol, le pied en extension.* — Il se fait une fracture marginale postérieure, par pression de l'astragale sur l'auvent postérieur.

E) *Précipitation sur le sol, le pied à l'angle droit.* — Il se fait un éclatement total du pilon tibial.

F) *Torsion et précipitation associées.* — Les lésions sont mixtes comme dans les fractures de Dupuytren compliquées où la torsion produit une fracture de la malléole interne, un diastasis tibio-péronier et une fracture péronière sus-malléolaire et où la précipitation en extension fait éclater la lèvre postérieure du pilon tibial (fracture marginale postérieure).

Dans toutes ces précipitations, le mécanisme rappelle celui des lésions du tarse postérieur. Toutefois, il importe de faire remarquer qu'ici la chute se fait d'un lieu moins élevé, la fracture siégeant d'autant plus bas que la chute a lieu d'un lieu plus élevé (Destot).

B. — Fractures sus-malléolaires.

Leur mécanisme est assez mal précisé.

Elles surviennent au cours de chute d'un lieu peu élevé, la torsion du pied, sa flexion et son extension interviennent dans leur production, sans qu'on puisse en donner un exposé schématique.

Plus intéressante par contre est l'étude de leurs déplacements ; le trait de fracture peut être tranverssal, plus généralement il est oblique en bas et en avant. Le pied peut se dévier en dedans, en dehors, en avant et en arrière, toutefois, les deux déplacements généralement observés, ceux contre lesquels il faut lutter sont le varus et le déplacement en avant.

Le varus est le déplacement habituel de ces fractures, à tel point qu'on peut dire que toute fracture suivie de déplacement du pied en varus est exceptionnellement une fracture malléolaire, presque toujours une fracture sus-malléolaire. Ce déplacement se produit par contraction du triceps sural et des muscles jambiers.

La projection du pied en avant se caractérise par une déformation en arc de cercle à concavité antérieure ; elle résulte de l'immobilisation en gouttière, le talon est projeté en avant par contact avec un plan résistant. C'est là une déformation grave qu'il faut éviter à tout prix, car elle produira des troubles très accentués de la marche.

ÉTUDE CLINIQUE

A. — Fractures malléolaires.

Au point de vue clinique, il faut distinguer des fractures sans déplacement, des fractures avec diastasis tibio-péronier et des fractures à grand déplacement.

Les *fractures sans déplacement* ne présentent pas grand intérêt ; la douleur localisée, l'ecchymose les font reconnaître.

Les *fractures avec diastasis* sont plus importantes

à décéler ; l'élargissement de la pince malléolaire est un facteur de très grosse importance et qu'il faut à tout prix découvrir pour le corriger. On le reconnaîtra, à l'élargissement du cou-de-pied, à la douleur intertibio-péronière et surtout au *ballottement astragalien* : le cou-de-pied empaumé par la main gauche, la main droite saisit à pleine main le talon et porte alternativement le pied en masse en dedans et en dehors ; on trouve ainsi une mobilité anormale et parfois même le heurt du tenon et d'une malléole peut donner une sensation de choc : *choc astragalien.* Le diastasis se confirmera par la radiographie ; le chevauchement de l'ombre péronière par celle du tubercule tibial antéro-externe n'existera plus.

Les *fractures avec déplacement* sont plus graves encore ; le pied peut se déplacer en varus ou en valgus ; mais la déformation habituelle est le valgus ; c'est celle de la fracture de Dupuytren sur laquelle nous allons tout particulièrement insister, tant cette fracture est fréquente et grave.

La *fracture de Dupuytren* se caractérise par l'existence d'une fracture malléolaire interne associée à un diastasis et à une fracture péronière sus-malléolaire. La pince est élargie, et grâce à elle le pied peut abandonner l'articulation et se subluxer en arrière et en dehors : Subluxation interne et postérieure, voilà les deux éléments de la fracture de Dupuytren.

La subluxation externe se révèle :

1° Par le déplacement de l'axe de la jambe qui tombe en dedans du pied au lieu de se diriger vers le deuxième espace intermétatarsien ;

2° Par la plante du pied qui regarde en dehors ;

3° Par l'encoche du bord externe du cou-de-pied : coup de hache de Dupuytren ;

4° Par la saillie de la malléole interne en dedans.

La subluxation postérieure se devine :

1° Au raccourcissement du dos du pied ;

2° A la saillie du talon.

Mais si la fracture de Dupuytren se complique de fracture marginale postérieure, la subluxation postérieure sera plus accusée ; la saillie du talon plus marquée. La réduction sera plus difficile et la contention presque impossible ; le pied se remet aussitôt en luxation postérieure, la pointe en équinisme.

B. — **Fractures sus-malléolaires.**

Dans ce cas, le cou-de-pied est libre et la tuméfaction siège nettement sur le fût de la jambe. Le pied est le plus souvent en varus et le cou-de-pied forme un arc de cercle à concavité antérieure, le talon est projeté en avant.

TRAITEMENT

Les *fractures sans déplacement* se traiteront par l'immobilisation simple dans une gouttière plâtrée ou autre, qui durera de vingt à vingt-cinq jours. Deux fois par jour, la gouttière sera retirée pour faire de la balnéation chaude et du massage. De préférence, on appliquera l'appareil de marche de M. Delbet décrit au chapitre suivant.

Les *fractures avec diastasis* nécessitent une réduction très soignée. Beaucoup d'entorses graves n'ont pas d'autre cause généralement que la persistance d'un diastasis méconnu.

Pour l'obtenir, M. Destot conseille de faire une compression du pied et du cou-de-pied à la bande d'Esmarck pendant dix minutes, et, la bande enlevée, de mettre un appareil plâtré de Delbet en faisant pression sur les deux malléoles.

Les *fractures avec déplacement* réclament la coaptation parfaite des fragments.

Nous allons l'étudier successivement pour la fracture de Dupuytren et la fracture sus-malléolaire.

A) Le *fracture de Dupuytren* simple.

Réduction. — La réduction doit se faire sous anesthésie pour annihiler la contracture musculaire. La contre-extension assurée par un aide, on fait une forte traction sur le pied. Puis empaumant le calcanéum de la main gauche et l'avant-pied de la main droite, on tourne le pied en varus tout en le transportant en masse en dedans. Pour faciliter cette manœuvre, on fait en même temps des mouvements successifs de flexion et d'extension de l'articulation tibio-tarsienne, et finalement, on applique une gaîne plâtrée, le pied en varus et à angle droit sur la jambe.

C'est en varus forcé, très forcé que le pied sera mis ; jamais on n'exagèrera assez cette manœuvre comme on en peut juger d'après la disposition oblique de l'avant-pied sur le dessin.

Ainsi pratique Destot qui laisse l'appareil en varus jusqu'à la consolidation complète. De même procède M. Savariaud, mais qui, au bout d'un mois, lui substitue l'appareil de marche de M. Delbet.

M. Delbet et son école, comme M. Souligoux appliquent au contraire d'emblée l'appareil de marche.

Dans ces fractures, il faut avant tout réduire et s'assurer de la réduction par le contrôle radiologique. Si ce contrôle fait défaut, il peut être prudent de faire l'appareil en varus, « cette hypercorrection étant le moyen d'obtenir une correction parfaite. » (Savariaud).

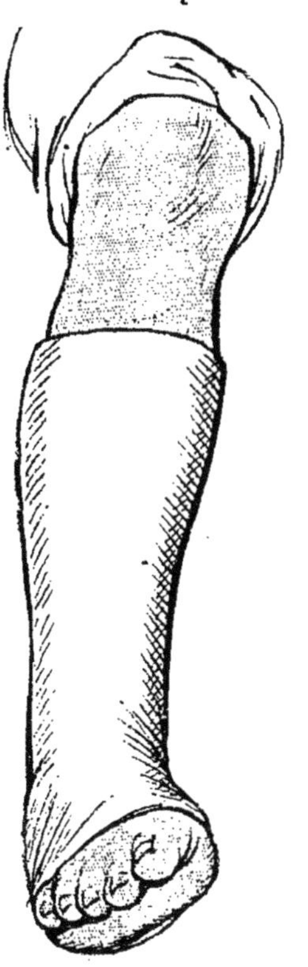

Fig. 72. — Immobilisation du pied en varus forcé dans les fractures de Dupuytren.

Immobilisation. — Elle variera suivant les auteurs ; Destot laisse le pied en varus dans le plâtre jusqu'à la consolidation complète, souvent 60 jours et plus. Si, au retrait de l'appareil, on trouve de la douleur à la pression des traits de fracture, (s. de Gosselin) il juge la consolidation insuffisante et remet l'appareil. Mais, à partir de cette date, il le retire chaque jour pendant les séances de massage.

Quand la consolidation est achevée, le pied en attitude de varus se prête mal à la marche. Pour la reprise de la marche, il faut alors pendant quelques jours mettre le pied à plat dans une gaîne plâtrée ; au bout de huit à dix jours de cette nouvelle position, la tendance du pied à se mettre en varus est corrigée et le blessé reprendra la marche progressivement.

M. Delbet fait aussitôt marcher ses blessés et il a obtenu, par cette méthode, de très beaux succès.

M. Savariaud procède en deux temps. Pendant 30 jours, il immobilise le pied dans une gaîne plâtrée en varus ; puis, jugeant à ce moment la consolidation assez avancée, il applique un appareil de marche pour restaurer la fonction tibio-tarsienne.

B) *La fracture de Dupuytren* compliquée de fracture marginale postérieure est presque aussi fréquente que la fracture de Dupuytren simple. Mais sa réduction et surtout sa contention sont autrement plus difficiles.

Réduction

Pour l'obtenir, l'anesthésie est indispensable afin d'annihiler l'action du tendon d'Achille.

On tire fortement sur le pied saisi par le talon et l'avant-pied et on cherche à le ramener en avant pour corriger la subluxation postérieure.

Pour apprécier la réduction, on se basera sur la disparition de la saillie formée par le rebord antérieur du tibia. En même temps, on cherchera à abaisser le fragment postérieur par des mouvements successifs d'extension et de flexion ; le fragment marginal, accroché au passage par les tendons fléchisseurs du pied peut être ainsi ramené en avant.

On fixe alors le pied en varus forcé, et à angle aigu sur la jambe. Pendant la dessiccation, il faut bien maintenir le plâtre, car la luxation postérieure se reproduit avec la plus grande facilité.

La réduction est très difficile, si l'accident remonte à plusieurs jours. Par rétraction du triceps sural, l'astragale remonte en arrière du tibia et si l'on ne fait pas une forte traction sur le pied, cet os vient buter par sa poulie contre la surface cruentée formée par la fracture marginale postérieure. On ne peut alors ramener le pied sous le pilon tibial ; la subluxation postérieure persiste. Il ne faut pas alors hésiter à recourir à l'anesthésie rachidienne et à la traction par un levier dans l'appareil de Pouliquen, (fig. 84) de façon à éviter cet écueil.

Pour les suites, on se comportera comme précédemment. Le danger dans les fractures de Dupuytren simples était le pied plat valgus. Dans les fractures de Dupuytren compliquées de fracture marginale postérieure, l'équinisme vient en augmenter la gravité. Dans ces fractures, l'appareil de marche ne semble pas indiqué. Les mouvements de flexion et d'extension du pied, avec lui, restent possibles, produisant des déplacements répétés du fragment marginal postérieur et s'opposant ainsi à sa consolidation. Il faut donc appliquer la gaîne plâtrée en varus, toutes les fois qu'on soupçonne cette fracture.

c) *La fracture sus-malléolaire* caractérisée par un déplacement en varus, nécessite une réduction parfaite, car la déformation du pied en varus, pour être moins grave que la déformation en valgus n'en constitue pas moins une infirmité sérieuse.

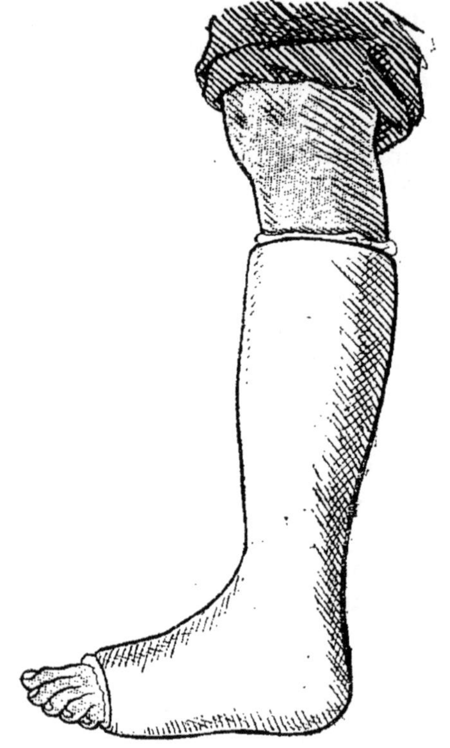

Fig. 73. — Gaîne plâtrée pour fracture sus-malléolaire.

Réduction. — Pour réduire cette fracture, on fera de l'extension continue comme nous le décrivons plus loin dans les fractures de jambe, et les muscles étant fatigués, au bout de dix minutes, on procédera à la correction des déplacements et on immobilisera dans une gaîne plâtrée, le pied à angle droit et en attitude normale par rapport à la jambe. (Fig. 73.)

Si la gaine est appliquée avant l'apparition de l'œdème, elle pourra gêner le blessé ; on la sectionnera à la cisaille, quitte à la refaire, après la disparition de tout gonflement.

Immobilisation. — Elle durera soixante jours en moyenne ; elle sera suivie d'une reprise progressive de la marche avec massage et balnéothérapie.

Appareil ambulatoire. — On peut employer également l'appareil de marche qui donne pour ces fractures d'excellents résultats.

CHAPITRE XI

LÉSIONS TRAUMATIQUES OSSEUSES DE LA JAMBE

PHYSIOLOGIE PATHOLOGIQUE

Les fractures diaphysaires de la jambe peuvent atteindre isolément le tibia et le péroné ou les deux os à la fois. En présence d'une fracture isolée du tibia, il faut vérifier l'état des malléoles et de l'articulation péronéo-tibiale supérieure avant d'affirmer l'intégrité de l'attelle péronière.

Ces fractures sont de cause directe ou indirecte et reconnaissent dans ce dernier cas comme mécanisme soit la flexion, soit la torsion.

Le trait de fracture correspond au point frappé dans les fractures directes ; il siège généralement à l'union du tiers moyen et du tiers inférieur dans les fractures indirectes.

On distingue des fractures transversales, des fractures obliques et des fractures spiroïdes, car nous ne nous occuperons ici que du tibia ; c'est lui seul dont la réduction importe.

Les fractures *transversales* sont le plus souvent de cause directe et s'accompagnent de peu de déplacement ; mais, si par hasard, les deux fragments perdent contact, le chevauchement est considérable et la *réduction* particulièrement *laborieuse*, pour ne pas dire impossible, quand la fracture date surtout de quelques jours. Par contre, la réduction faite, la contention est facile à réaliser.

Les fractures *obliques* sont de cause indirecte et succèdent à une flexion, le trait de fracture est généralement dirigé en bas, en avant et en dedans ; le fragment supérieur pointe en avant et en dedans pendant que le fragment inférieur se porte en dehors et en arrière vers l'espace interosseux. Le chevauchement est souvent considérable par contraction du manchon musculaire et particulièrement du triceps sural ; il se fait aussi une rotation externe du pied par suite de la pesanteur. Dans ces fractures, la réduction approximative est relativement facile, c'est la *contention* qui l'est moins, par suite du biseautage des fragments.

Les fractures *spiroïdes* sont aussi de cause indirecte et reconnaissent comme mécanisme la torsion. Ce sont les fractures hélicoïdales de Gosselin, fractures en V où la fissuration intéresse le fragment inférieur souvent dans sa totalité.

Les déplacements sont les mêmes que pour les fractures obliques. Ces fractures sont les plus délicates ; la *réduction* est *difficile* par suite de l'irrégularité des fragments, et la *contention* ne l'est pas moins par suite de leur biseautage.

TRAITEMENT

Dans toutes ces fractures, nons passerons sur la symptomatologie si évidente, afin d'insister sur le traitement tout particulièrement délicat, qui doit distinguer deux cas : les cas faciles et les cas difficiles.

Cas faciles

Les fractures sans déplacement ou à déplacement minimum, facilement réductible, seront traitées dans l'appareil de marche du professeur Delbet. Qu'il s'agisse de fracture uni-osseuse où un os sert d'attelle, qu'il s'agisse de fracture sous-périostée de l'enfance, qu'il s'agisse de fracture bi-osseuse dont le déplacement est nul ou facile à corriger, cet appareil constitue la méthode de choix.

Appareil de Delbet

Le principe de l'appareil est de maintenir les fragments sans immobiliser les articulations voisines et de permettre la marche des fracturés qui bénéficient ainsi d'une activité circulatoire faborable à l'évolution du cal. La rigidité du membre altérée par la fracture, est assurée par deux tuteurs plâtrés qui relient entre elles, les extrémités des os fracturés.

Description. — Il se compose de deux colliers plâtrés reliés entre eux par deux attelles latérales.

Les deux colliers comprennent 16 épaisseurs de tarlatane ; le collier supérieur mesure 0 m. 60 de long et 0 m. 07 de large. Le collier inférieur revêt une forme spéciale, il est plus large à la partie moyenne

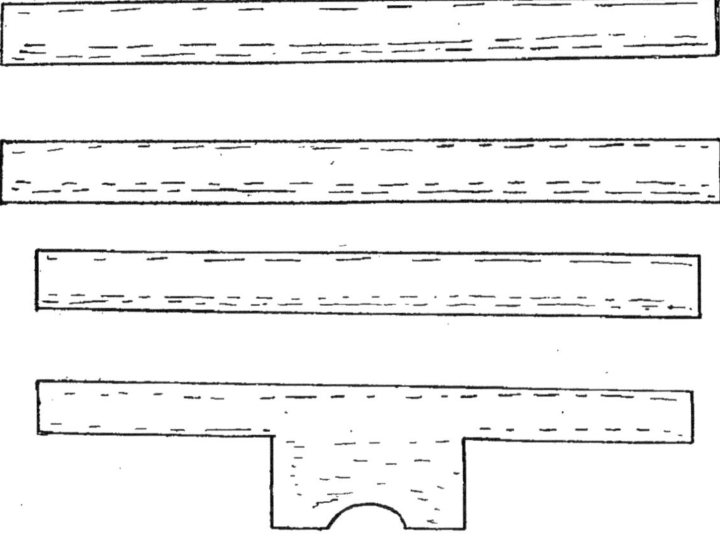

Fig. 74. — Attelles latérales. Collier supérieur et chape malléolaire.

de façon à entourer à la fois, le talon et les deux malléoles ; à ce niveau, il mesure 0 m. 16 de large sur une longueur de 0 m. 23, c'est la chape malléolaire prolongée de chaque côté par des lanières de 0 m. 07 de large sur 0 m. 23 de long. Les deux attelles latérales de 24 épaisseurs chacune, mesurent 0 m. 80 de long et 0 m. 08 de large.

L'appareil se place sous extension continue, il faut donc décrire en même temps le dispositif qui permettra de l'appliquer. Pendant la dessication, il faudra également un appareil de Scultet pour assurer une cohésion plus étroite entre l'appareil et le membre. (Fig. 75 et 76.)

L'extension continue se fait d'une façon très simple

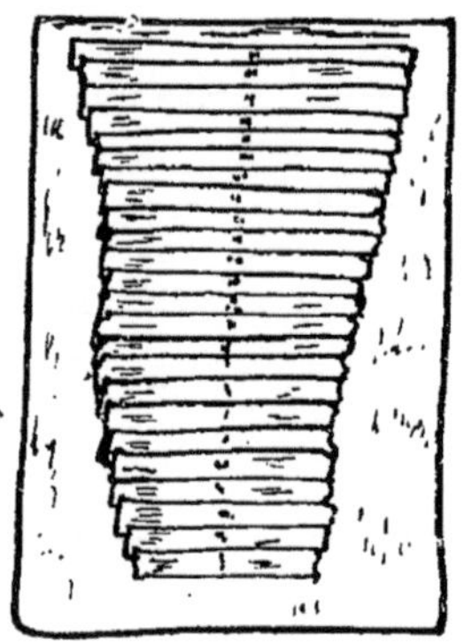

Fig. 75. — Sclutet déroulé.

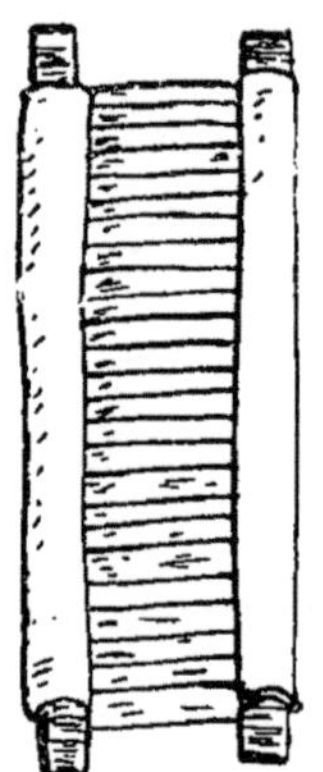

Fig. 76. — Sclutet enroulé (d'après Jeanbrau).

par des moyens de fortune. (Fig. 77). Une bande de toile forte, longue de 0 m. 60 forme une anse dont le plein repose sur la malléole externe, tandis que ses deux branches sont rabattues l'une sur le dos du pied, l'autre sur le relief du talon pour aller se nouer de l'autre côté du pied, au-dessous de la malléole interne. Une autre anse, à situation inverse repose par son plein sur la malléole, elle se rabat de la même manière pour aller se nouer sous la malléole externe.

On obtient ainsi un double chef interne et un double chef externe qui donnent une excellente prise pour tirer sur le pied.

Les quatre chefs sont alors noués ensemble et, à l'étrier ainsi formé s'attache une corde supportant les poids de traction. Pour faire réfléchir la corde de

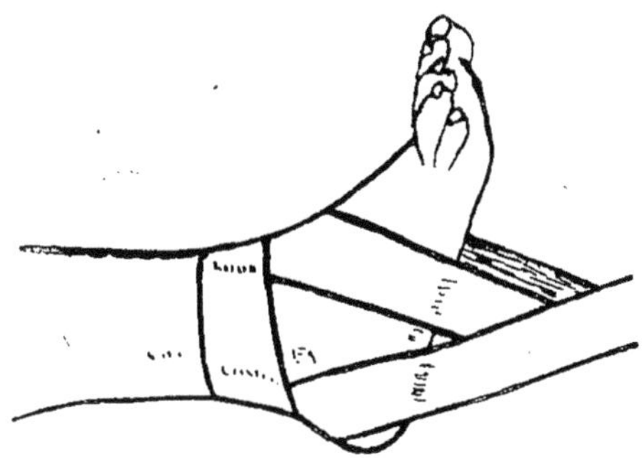

Fig. 77. — Traction par deux anses (d'après Judet).

traction, on emploie un gros rondin de bois lissé et vaseliné pour faciliter le glissement; ce rondin a été aplati au préalable sur le côté devant reposer sur la table.

L'appareil de Scultet est formé par une large serviette sur laquelle on dispose des bandelettes imbriquées de haut en bas et cousues en leur milieu. Serviette et bandelettes sont enroulées sur deux attelles en bois placées à chaque bord de la serviette.

Application de l'appareil. — Le blessé est couché sur une table. Pendant qu'un aide fait la contre-extension à l'aide d'une serviette placée sous la racine de la cuisse, on applique une extension continue de 20 à 25 kilos. (Fig. 78.)

La correction du chevauchement s'opère seule ; la contracture musculaire cesse et au bout de dix à quinze minutes, on peut essayer la réduction. On tire

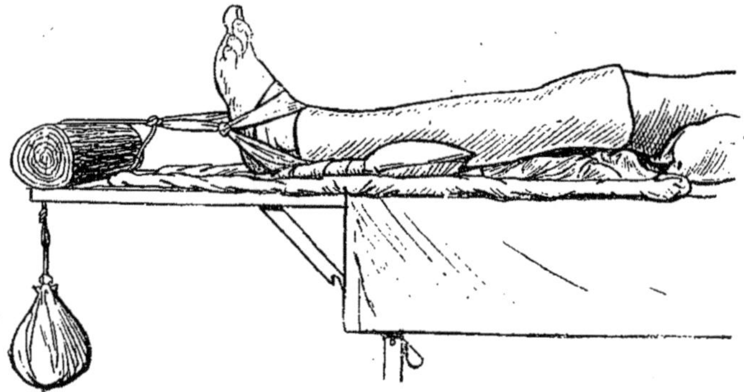

Fig. 78. — Extension contiaue avant l'application de l'appareil de Delbet.

en dehors et en bas la partie du membre sus-jacente à la fracture, on repousse en dedans et en haut la partie distale du membre, et empaumant le pied, on corrige la rotation du membre.

Cette première réduction faite, on confie la contention à un aide éclairé et on procède à la confection de la bouillie plâtrée, après avoir glissé le Scultet non déroulé sous le membre fracturé.

Les deux colliers et les deux attelles sont trempés dans la bouillie et ensuite pressés pour les assécher.

On place d'abord les deux attelles qui dépassent le pied et le genou. On rabat leur extrémité inférieure sur une longueur de 0 m. 12 à 0 m. 15 de façon à ce que le bord inférieur de l'attelle redoublée reste toujours à 2 centimètres au-dessus du sol. (Fig. 79.)

La chape est alors posée. La partie large embrassant les deux attelles, recouvre les deux malléoles, pendant que ses lanières croisées le plus haut possible

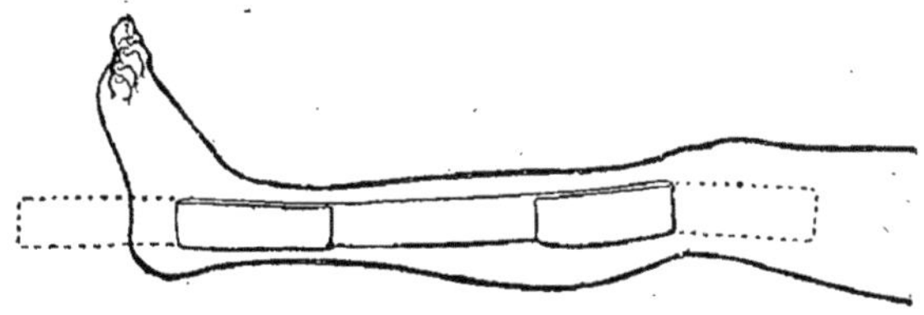

Fig. 79. — On rabat les deux extrémités des attelles latérales, mais tandis que le rabattement inférieur se fait avant l'application de la chape, le rabattement supérieur se fait après l'application du collier.

sur la face antérieure de la jambe, dégagent nettement la face antérieure du cou-de-pied et en particulier, le tendon du jambier antérieur. Une fois croisées, on les rabat sur les faces latérales et sur la face postérieure du membre.

Le collier supérieur est posé en dernier lieu. Son bord supérieur doit à peine arriver à l'interligne articulaire et par conséquent se tenir à légère distance de la pointe de la rotule pour permettre les mouvements de flexion et d'extension du genou.

Il repose ainsi sur l'évasement des plateaux tibiaux. On fait avec lui une première circulaire sur les attelles puis on rabat les attelles, le pli se faisant au niveau

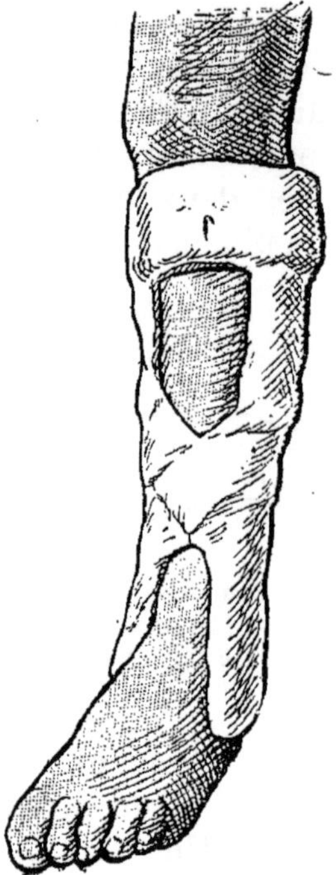

Fig. 80. — Appareil de Delbet vu de face.

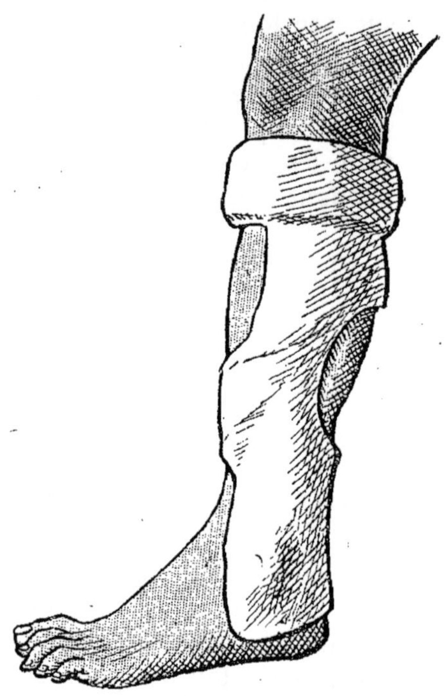

Fig. 81. — Appareil de Delbet vu de profil. A tort, il a été dessiné une encoche postérieure à l'attelle latérale.

du bord supérieur du collier et la deuxième circulaire revêt à nouveau les attelles.

L'appareil posé, on déroule le Scultet et de bas en

haut, on enroule les bandelettes autour du membre plâtré pour faciliter l'application exacte du plâtre sur le membre.

Vérification de la réduction. — Pendant la dessication, il faut alors vérifier la réduction et la compléter, si besoin est :

1° On prend l'axe général du membre ; l'épine iliaque

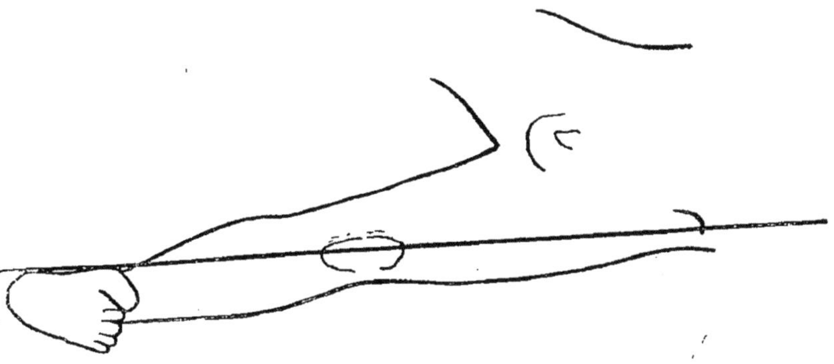

Fig. 82. — Axe du membre inférieur : épine iliaque antéro-supérieure, milieu de la rotule, bord interne du pied se trouvant sur la même ligne.

antéro-supérieure, le milieu de la rotule et le bord interne du pied doivent se trouver sur la même droite. (Fig. 82.) Voilà pour le plan frontal.

2° Dans le plan sagittal, la correction est aussi indispensable. Il faut voir le profil de la crête tibiale qui doit être rectiligne ; toute angulation à sinus ouvert en avant doit être corrigée par une pression faite d'arrière en avant au niveau du foyer de fracture.

3° Enfin l'axe du pied placé à angle droit sur la

jambe ne doit pas être franchement vertical, mais légèrement oblique en haut et en dehors. Le pied doit avoir la même orientation que la rotule. Voilà pour l'orientation ou correction dans le plan horizontal.

Ces trois vérifications faites, on laisse le membre dans une immobilisation parfaite pour assurer la dessiccation du plâtre. Quand elle est achevée, il suffit de sectionner les bandes d'extension, d'enlever la serviette de contre-extension, la réduction est cristallisée. On retirera le Scultet le jour même ou le lendemain.

Immobilisation. — L'appareil sera laissé en place de cinquante à soixante jours, et plus, si la consolidation n'est pas parfaite.

Les premiers jours, le blessé restera au lit, la jambe sur un coussin, le talon dans le vide pour éviter la projection du talon en avant et la déformation en arc de cercle. On protégera le pied du poids des couvertures par un cerceau de fortune formé par deux demi-cercles de barrique réunis par trois attelles.

Le malade pourra faire quelques mouvements actifs dans son lit à l'aide d'un dispositif très simple ; une anse passe sous la plante du pied, elle se rattache par un S à une ficelle qui va se réfléchir sur une poulie placée à la tête du lit. A l'extrémité de la ficelle est accroché un poids.

La dessiccation du plâtre achevée, M. Delbet lève aussitôt ses blessés. Les sujets pusillanimes hésitent, il faut leur donner confiance et insister pour qu'ils marchent correctement en appuyant à fond sur leur membre malade.

Si, après la disparition de l'œdème, le plâtre était trop lâche, il faudrait le refaire, cela va sans dire.

Gaine plâtrée jambière. — Si l'appareil de Delbet immobilise d'une façon insuffisante certaines fractures dont les fragments se déplacent en avant ou en arrière, on peut le renforcer en déroulant sur lui une ou deux bandes plâtrées. On peut aussi utiliser une gaine plâtrée complète, faite de la façon suivante : quelques tours de bande d'abord, une chape en bas, puis deux attelles de renforcement antérieure et postérieure, enfin quelques bandes et une chemise.

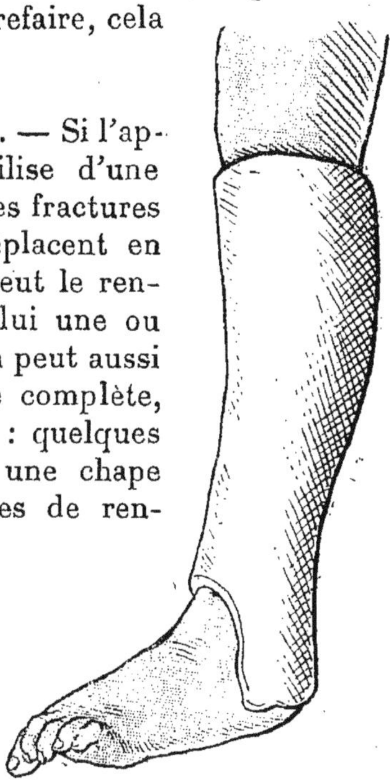

Cet appareil qui ne peut s'appliquer que difficilement avec l'extension continue sera mis en place une trentaine de jours seulement après la fracture. Cest un appareil de complément qui fera suite à l'appareil de Delbet ordinaire.

Fig. 83. — Gaine plâtrée jambière.

Cas difficiles

Certaines fractures transversales, les fractures obliques et les fractures spiroïdes sont souvent difficiles à réduire.

L'appareil de Delbet trouve encore ici son emploi, car il est fréquent de voir même avec des réductions insuffisantes, des résultats fonctionnels satisfaisants.

Cependant, cette constatation consolante ne doit pas nous empêcher de chercher à faire mieux. « A la jambe, tout cal difforme est un cal de solidité moindre et crée, pour le membre, de mauvaises conditions de fonctionnement ultérieur. Coaptation parfaite des fragments, rectitude du membre, bonne attitude du pied : tels sont les éléments essentiels du résultat définitif ; ils ne souffrent pas d'à peu près et toute irrégularité dans la réduction se traduira par une gêne et des accidents de gravité variable » (Lejars). Or, l'extension continue donne des résultats supérieurs et, si elle ne corrige pas les déplacements latéraux, elle arrivera presque à annuler le chevauchement, lorsqu'elle est bien appliquée.

Les modèles d'appareil à extension continue sont nombreux, très nombreux. L'appareil que je vais décrire a le mérite de la simplicité et peut être construit partout. C'est l'appareil de Pouliquen dérivé de son appareil d'évacuation.

Appareil Pouliquen. — Cet appareil se compose de deux parties : d'un cadre tuteur en bois et d'une gouttière métallique.

Le cadre tuteur est formé par des attelles en bois de hêtre de 0 m. 012 d'épaisseur et de 0 m. 055 de large ; l'attelle externe mesure 1 m. 30 de long, l'attelle interne 1 mètre, l'attelle terminale, 0 m. 17 (l'écart entre les deux attelles latérales étant de 14 centimètres). Ces attelles sont réunies par des pointes ou des vis.

La gouttière métallique comprend une partie crurale et une partie jambière.

La partie crurale mesure 0 m. 50 de large ; sa longueur est de 0 m. 26 au milieu et de 0 m. 21 près des bords ; les angles sont arrondis. Son bord supérieur est retourné pour ne pas blesser la peau du malade, on peut même le garnir d'un drain fendu dans sa longueur et qu'on fixe par des ficelles passées dans des trous espacés le long de ce bord.

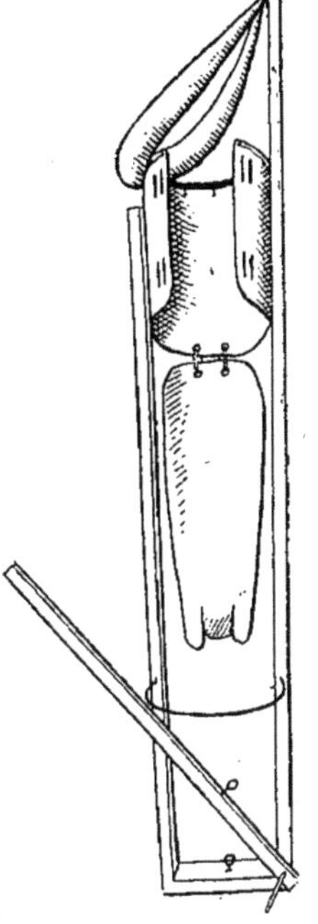

Fig. 84. — Appareil Pouliquen de traitement avec son levier réducteur.

La partie jambière, large en haut de 0 m. 25 et en bas de 0 m. 17 a une longueur variable suivant les sujets ; elle doit aller du pli de flexion du genou au bord supérieur du calcanéum. Le talon doit rester en dehors de cette gouttière. On sait en effet combien sont douloureuses les pressions au niveau du talon ; pour obvier à cet écueil, deux coups de cisaille de 4 centimètres forment au niveau du bord inférieur de la gouttière, une languette qu'on peut légèrement plier (Heitz-Boyer).

La gouttière crurale sera placée de façon à ce que l'extrémité supérieure de l'attelle interne arrive au milieu de cette gouttière ; elle sera fixée aux deux attelles, soit par de simples clous, soit par des boulons.

La gouttière jambière est reliée à la gouttière crurale par un système de double charnière, extrêmement simple à réaliser. Deux trous sont faits dans chaque gouttière en regard les uns des autres, un fil de fer redoublé les réunit, le nœud étant fait en dehors de la gouttière pour ne pas blesser le membre. On pourrait aussi faire river une véritable charnière de table ; à l'autre extrémité, la gouttière est fixée en position voulue par un lacs qui prend point d'appui sur le cadre tuteur.

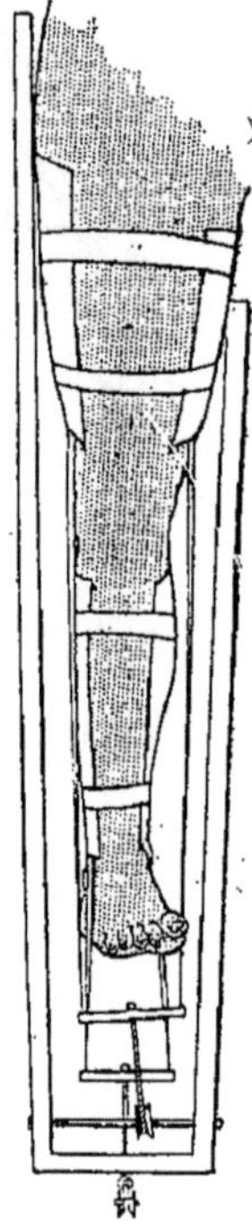

Fig. 85

La contre-extension dans cet appareil est assurée par un lacs périnéal très matelassé qui traverse en écharpe la racine de la cuisse pour aller prendre point d'appui à l'extrémité supérieure de l'attelle externe ; à cet égard, elle présente un orifice à ce niveau.

L'extension, installée suivant un des procédés indiqués au chapitre premier, se fait à l'aide d'un poids qui se réfléchit sur une poulie accrochée à un piton vissé sur la face interne de l'attelle terminale [1].

1. Quand on voudra faire une traction distincte sur la jambe et sur la cuisse, on placera deux pitons à des hauteurs différentes, l'un en dedans de la gouttière pour la traction crurale, l'autre en dehors pour la traction jambière.

Le pied est protégé contre les couvertures par un ou deux arceaux en fil de fer (arceaux de croquet) qui viennent s'enfoncer sur les attelles latérales dans des orifices placés à la hauteur du pied. (Fig. 85.) Le pied

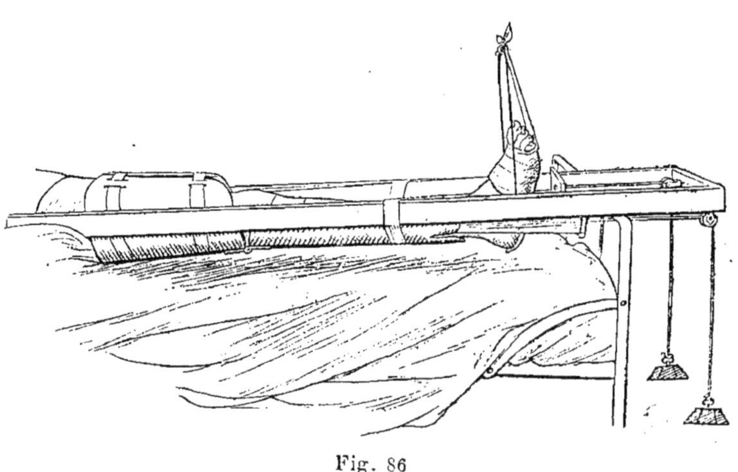

Fig. 86

peut être suspendu à ces arceaux par une semelle collée à la plante. (Fig. 86.)

Installation de l'appareil

L'extension continue étant faite soit au leucoplaste, soit à la colle de Sinclair, soit avec la botte plâtrée moulée, soit avec la pantoufle d'Ombrédanne, le membre préalablement bien ouaté, on place l'appareil ; des bandes circulaires de toile fixent la gouttière crurale pendant que l'extrémité du cadre tuteur vient reposer sur le pied du lit qu'elle déborde nettement. La corde se réfléchit alors sur la poulie et le

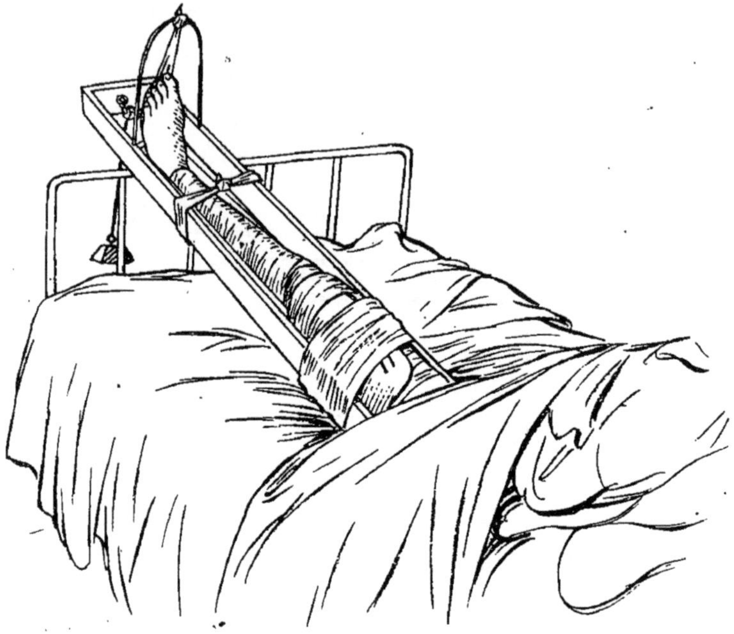

Fig. 87. — Appareil Pouliquen installé pour une fracture de jambe à la partie moyenne.

poids tombe dans le vide en dehors du pied du lit ; 6 à 8 kilos sont aisément supportés.

Le blessé reste ainsi cinquante jours dans l'appareil ; tous les quinze à vingt jours, l'extension surveillée est à refaire.

La réduction se fait ainsi seule sous l'extension continue, on peut la compléter par des coussins latéraux qui refouleront les fragments.

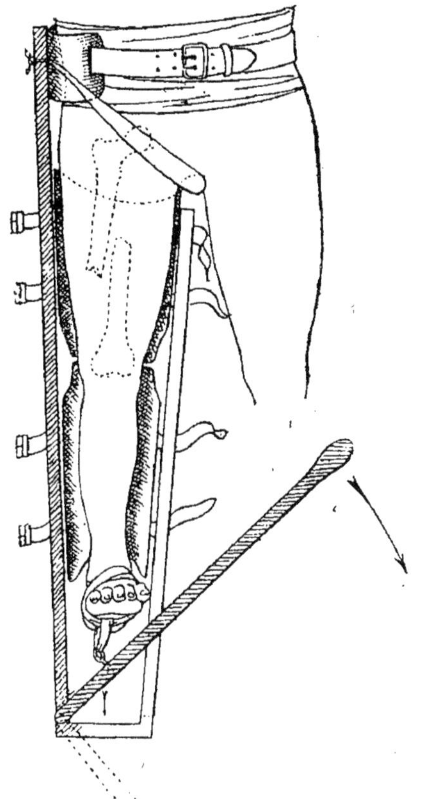

Fig. 88. — Réduction à l'aide du tracteur dans l'appareil Pouliquen.

L'auteur de l'appareil pratique la réduction à l'aide d'un levier dérivé de celui de Lambotte (fig. 84) et l'extension continue n'a pour but ensuite que de la maintenir. Ce levier mesure environ 0 m. 60 ; il prend point d'appui sur l'attelle externe, pivotant sur une cheville métallique placée dans un trou fait à la vrille dans l'épaisseur de cette attelle. Pour que celle-ci ne se dérobe pas et ne remonte pas sous l'influence du tracteur, on la fixe au périnée du malade par un lacs qui assure la contre-extension. Le levier possède ainsi un point d'appui très solide pour faire l'extension. L'étrier d'extension s'accroche au levier à l'aide d'un piton placé à une distance de 0 m. 10 du point d'appui. Etant donné la longueur du levier, on dispose d'une puissance considérable de traction.

On peut aussi employer un autre procédé et soumettre le membre pendant quelques minutes à une forte traction : 25 à 30 kilos et plus ; une fois la correction obtenue, elle est maintenue par un poids de 5 à 6 kilos pendant toute la période du traitement.

Résultats.— Si avec l'extension continue, la réduction absolue n'est pas toujours obtenue, l'amélioration en tout cas est certaine et le résultat fonctionnel presque toujours suffisant, quelques cas graves étant mis à part, justiciables alors de l'intervention sanglante ou de l'appareil Lambret-Quénu.

CHAPITRE XII

LESIONS TRAUMATIQUES OSTÉO-ARTICULAIRES DU GENOU

Les lésions traumatiques du genou sont excessivement variées et nombreuses ; elles peuvent atteindre soit l'articulation du genou elle-même (luxations), soit l'une des parties constituantes de cette articulation : cartilages semi-lunaires (luxations et fractures), ligaments, etc., soit enfin les os eux-mêmes.

Il peut s'agir tantôt d'arrachements partiels des insertions musculaires, tantôt de fractures totales.

Les arrachements partiels peuvent porter sur la tête du péroné (insertion du biceps), sur la tubérosité antérieure du tibia (insertion du quadriceps fémoral) ; à ce dernier, se rattache la fracture de la rotule : véritable rupture d'un sésamoïde du quadriceps.

Les fractures totales peuvent irradier vers l'articulation : fractures articulaires, ou rester à distance : fractures paraarticulaires.

PHYSIOLOGIE PATHOLOGIQUE

A ce point de vue, deux grands types de fractures : les fractures articulaires et les fractures paraarticulaires.

Fractures paraarticulaires.

Dans les fractures juxta-articulaires du tibia, d'une façon générale, le fragment supérieur entraîné par l'action combinée du biceps, du demi-tendineux et du demi-membraneux se met en flexion ; il se dirige en bas et en arrière ; la réduction ne peut donc se faire qu'en portant le fragment distal en regard de lui, c'est-à-dire en plaçant la jambe en flexion.

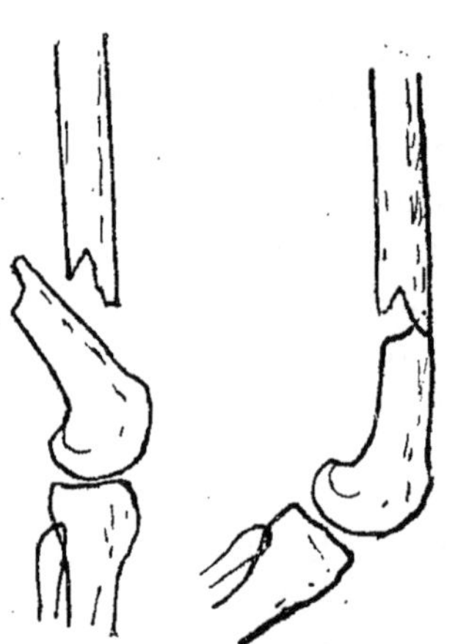

Fig. 89. — Flexion du fragment inférieur. Correction par la flexion du genou.

Dans les fractures juxta-articulaires du fémur : fractures supra-condyliennes, le fragment fémoral distal se met en flexion tiré par les muscles jumeaux.

Comment annihiler l'action néfaste de ces muscles, sinon en portant la jambe en flexion sur la cuisse, position qui a en même temps l'avantage de placer le fragment fémoral distal dans la direction de la diaphyse fémorale. (Fig. 89.)

Dans l'arrachement partiel de la tête du péroné, le fragment entraîné par la contraction du biceps ne pourra être réduit que par la mise en flexion forcée de la jambe sur la cuisse qui relâchera ce muscle.

Dans l'arrachement de la tubérosité antérieure du tibia (fig. 91), les considérations sont les mêmes, le relâchement du quadriceps se produira par la mise en flexion de la cuisse sur le bassin. Pour la rotule, on pourrait tenir le même raisonnement, cependant, il y a lieu de faire remarquer que si la mise en flexion de la cuisse sur le bassin relâche le quadriceps et diminue l'écartement interfragmentaire, il ne le supprime pas totalement. La conduite qui se justifie pour les autres est insuffisante pour elle. Ces fractures mises à part, on peut donc formuler, comme règle générale, que, comme pour le coude, la position favorable pour la réduction des fractures paraarticulaires, est la mise en flexion du genou.

L'absence de réduction expose ici au genu recurvatum, infirmité très gênante pour la marche, lorsqu'elle est accusée.

Fractures articulaires.

Les fractures articulaires sont graves par l'hémarthrose qui les accompagne et qui expose aux raideurs ultérieures et aux ankyloses.

La conduite dans ces fractures est, une fois la réduction faite, de les immobiliser le moins possible. Il faut donc proscrire ici plus qu'ailleurs l'appareil plâtré, et recourir aux méthodes qui permettent la mobilisation précoce et quotidienne de l'articulation.

Étude clinique

A) Les *fractures du fémur* se divisent en fractures supra-condyliennes, en fractures unicondyliennes et en fractures supra et intercondyliennes.

Les *fractures supra-condyliennes* siègent à l'union de la diaphyse et de l'épiphyse, le trait de fracture est oblique en bas et en avant ; le fragment supérieur pointe en avant menaçant les parties molles, pendant que le fragment inférieur basculant en arrière se met en flexion. Il existe toujours un chevauchement important. Ce sont les signes habituels des fractures avec en plus une hémarthrose souvent considérable par lésion du cul-de-sac sous quadricipital.

Les *fractures uni-condyliennes* portent le plus souvent sur le condyle interne qui est détaché en coin par un trait de fracture oblique allant du bord interne de l'os à l'échancrure intercondylienne. Le fragment se déplace en dedans et subit souvent une rotation sur lui-même. Aux signes habituels de fracture et d'hémarthrose, s'ajoute un signe particulier : l'adduction de la jambe ; il se fait un genu varum.

Les *fractures sus et intercondyliennes*, fractures en V ou en T représententent une sorte d'éclatement de l'épiphyse par pénétration de la diaphyse en son milieu ; les deux condyles s'écartent dans le sens trans-

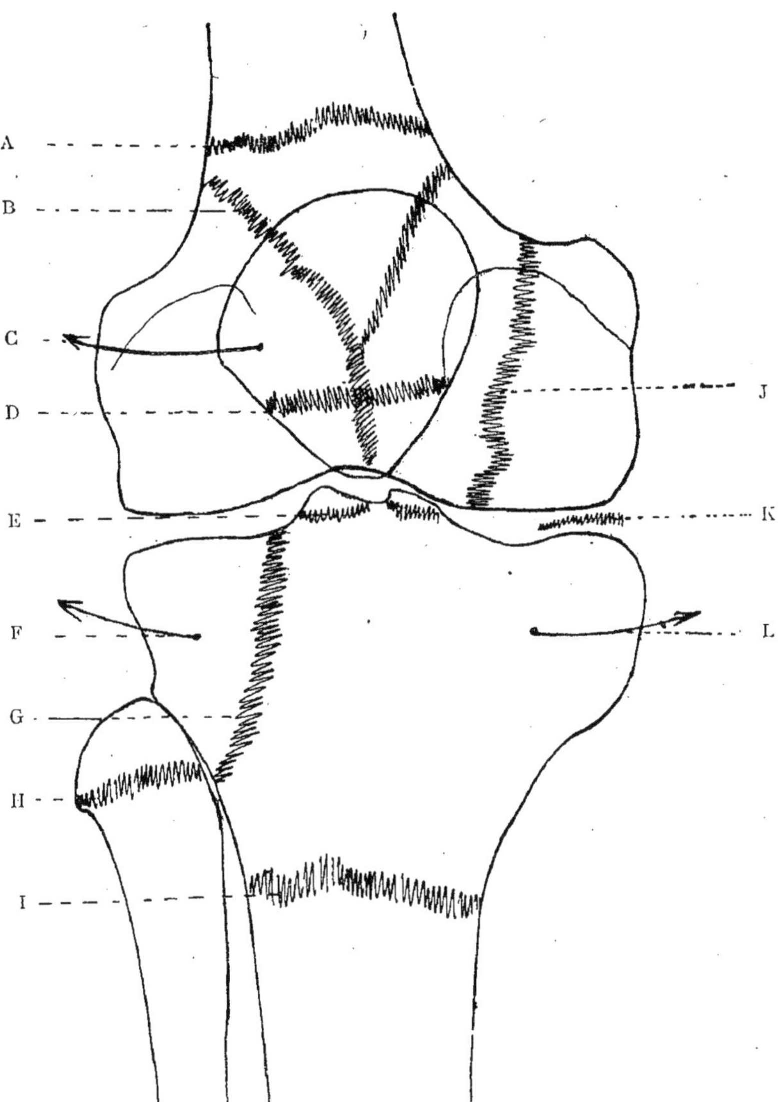

A. — Fracture sus-condylienne. — B. — Fracture inter-condylienne (en V). C. — Luxation en dedans. — D. — Fracture de la rotule. — E. — Fracture des épines tibiales. — F. — Luxation en dehors. — G. — Fracture du condyle externe du tibia. — H. — Fracture de la tète du péroné. — I. — Fracture sous-articulaire du tibia. — J. — Fracture du condyle interne. — K. — Fracture du ménisque interne. — L. — Luxation en dedans.

Fig. 90

versal et dans le sens antéro-postérieur, l'un allant en avant et l'autre allant en arrière.

L'augmentation considérable du genou dans les deux plans, la rotation de la jambe sur son axe, parfois la palpation antérieure de l'écart interfragmentaire les feront reconnaître.

B) *Les fractures du tibia* comprennent des fractures partielles et des fractures totales.

Les *fractures partielles* peuvent atteindre la tubérosité antérieure du tibia ou le condyle externe ; les premières se caractérisent par une douleur et une ecchymose localisées, enfin par une saillie plus ou moins accusée, les secondes se présentent avec les signes habituels des fractures articulaires : grosse hémarthrose, associée à la présence d'un genu valgum.

Les *fractures totales* sont rares, mais très graves; elles donnent lieu à un épanchement sanguin considérable qui distend à plein les téguments au point de comprimer les vaisseaux nourriciers et de déterminer une gangrène de la jambe. Impotence absolue, gonflement énorme du genou et de la région voisine, déviation de l'axe de la jambe déjetée en arrière, déformation en dos de fourchette, ecchymose étendue, tels sont ses symptômes.

C) *Les fractures de la tête du péroné* se caractérisent par une douleur vive, un gonflement et une ecchymose localisés ; souvent il existe un craquement.

On peut sentir parfois le fragment qui s'abaisse dans la flexion et remonte vers le creux poplité pendant l'extension.

La gravité de cette fracture tient :

1° A la désinsertion du ligament latéral externe et partant à la laxité latérale de l'articulation ;

2° A la lésion possible primitive ou secondaire du nerf sciatique poplité externe.

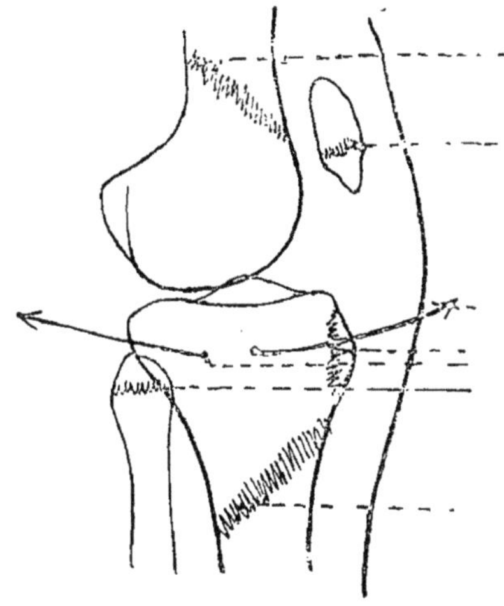

Fig. 91

D) *Fractures de la rotule.* — Très fréquentes, ces fractures se caractérisent par une grosse hémarthrose associée à l'existence d'une dépression interfragmentaire sur la face antérieure de la rotule.

Des fractures de la rotule, nous rapprocherons ses luxations bien étudiées par M. Chevrier ; la rotule abandonne alors la trochlée fémorale pour occuper des situations très variables suivant les cas.

E) *Les luxations des cartilages semi-lunaires* se reconnaissent à l'existence d'une saillie réductible siégeant au niveau de l'interligne articulaire, et le plus souvent du côté interne, le cartilage interne étant le plus vulnérable. Cette lésion, comme les fractures du cartilage, s'accompagne de douleurs dans certaines positions de flexion du genou et souvent de poussées d'hydarthrose. Parfois même après un craquement, la jambe reste brusquement fléchie. Le malade réduit alors sa luxation en faisant un mouvement de rotation interne de la jambe sur la cuisse.

F) *Les luxations du genou* sont rares, car elles nécessitent de gros traumatismes ; elles viennent alors compliquer des fractures concomitantes du tibia, du fémur. La jambe se luxe généralement en avant, moins souvent en arrière, en dedans ou en dehors. La luxation est complète ou incomplète, nécessitant pour sa production une rupture des ligaments croisés.

A ce propos, nous signalerons la lésion isolée de ces ligaments ou l'arrachement de leurs insertions, caractérisé par la rotation de la jambe sur la cuisse. On pourra préciser si la lésion porte sur le ligament croisé antérieur ou sur le ligament croisé postérieur en se rappelant que le premier limite la rotation interne et le second la rotation externe.

On a le tableau du genou de polichinelle ; le malade peut faire lui-même dans quelques cas des mouvements actifs de rotation, la jambe étant en extension sur la cuisse.

Quant aux luxations totales, elles se reconnaissent à la déformation considérable, au raccourcissement très prononcé du membre, à la régularité de contour des surfaces déplacées, à l'impossibilité de provoquer des mouvements passifs.

TRAITEMENT

Nous éliminerons aussitôt les *luxations totales ou partielles du genou*, les luxations de la rotule qui se réduisent avec ou sans anesthésie et ne donnent lieu à des considérations particulières, que dans les cas compliqués où elles peuvent poser l'indication d'une intervention sanglante. Les luxations des cartilages semi-lunaires se réduisent facilement par pression, mais les poussées d'hydarthrose d'une part, les douleurs persistantes d'autre part, engageront dans certains cas à recourir à l'opération.

La fracture de la rotule nous arrêtera peu. L'immobilisation en flexion de la cuisse sur le bassin diminue l'écartement fragmentaire, mais elle ne suffit pas à le supprimer ; or M. Chaput a montré que les cals les moins longs ne sont pas souvent les moins gênants. Il faut donc recourir à l'intervention sanglante pour faire la suture ; c'est devenu une règle formelle.

Reste l'ensemble des autres fractures que nous pourrons réunir en trois groupes ; les fractures sans déplacement et les fractures avec déplacement, subdivisées en fractures articulaires et fractures paraarticulaires.

Les *fractures sans déplacement* s'accompagnent souvent d'hémarthrose, on les traitera alors par la ponction suivie de compression ouatée forte. En plus, on fera une mobilisation précoce et très active, comme chaque fois qu'on est en présence d'une lésion articulaire.

Les *fractures articulaires avec déplacement* seront d'abord ponctionnées, puis réduites, enfin très rapidement mobilisées, à condition bien entendu que la mobilisation ne déplace pas les fragments. Dans ce cas il faudra surseoir et attendre la consolidation pour commencer.

Si la réduction n'est pas possible, il faut voir s'il existe de la gêne fonctionnelle. Si, malgré la persistance du déplacement osseux, l'articulation fonctionne normalement, point n'est besoin de s'acharner à une réduction inutile ; la mobilisation et le massage reprennent tous leurs droits. Toutefois, il y a lieu de faire remarquer que les déplacements des fractures condyliennes du fémur et du tibia peuvent laisser à leur suite des troubles statiques graves, des genu varum ou valgum et qu'il ne faut pas se hâter de conclure de la possibilité du jeu articulaire à l'inocuité statique absolue de ces fractures.

Par conséquent, dans tous les cas où un trouble fonctionnel immédiat s'observe, et dans tous ceux où l'équilibre statique ultérieur sera troublé, il faudra recourir sans hésitation à la réduction sanglante.

Les *fractures para-articulaires avec déplacement* se réduisent par la *mise en flexion* du genou. Nous insisterons plus particulièrement sur les fractures totales du tibia et du fémur qui bénéficient à la fois de l'extension continue et de la position de flexion du membre.

Nous proposerons deux modèles d'appareil qui remplissent ces conditions : l'un, appareil de soutien : appareil Pouliquen (fig. 95), l'autre appareil de suspension : attelle de Hodgen-Smith.

Appareil Pouliquen

Nous ne reviendrons pas sur la description de l'appareil proprement dit qui se trouve au chapitre pré-

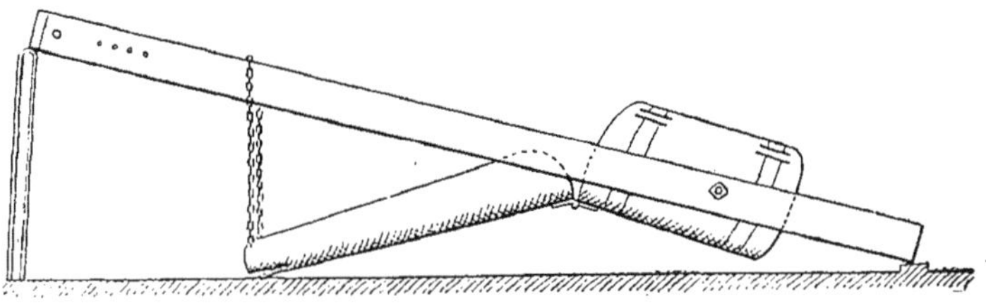

Fig. 92. — Appareil Pouliquen mis en flexion.

cédent. Nous allons montrer comment avec cet appareil, on peut à la fois obtenir la position fléchie du genou et l'extension continue.

1° Pour obtenir la flexion du genou, on fait reposer l'extrémité du cadre tuteur, non plus sur le pied du lit lui-même, mais sur un support en forme d'U très facile à réaliser (les branches verticales de ce support mesurent 0 m. 60) et fixé aux montants du pied du lit à l'aide de bandes ordinaires ou de bandes plâtrées. Un lit de fer est donc indispensable pour cette installation, mais où n'en trouve-t-on pas à présent, ne fût-

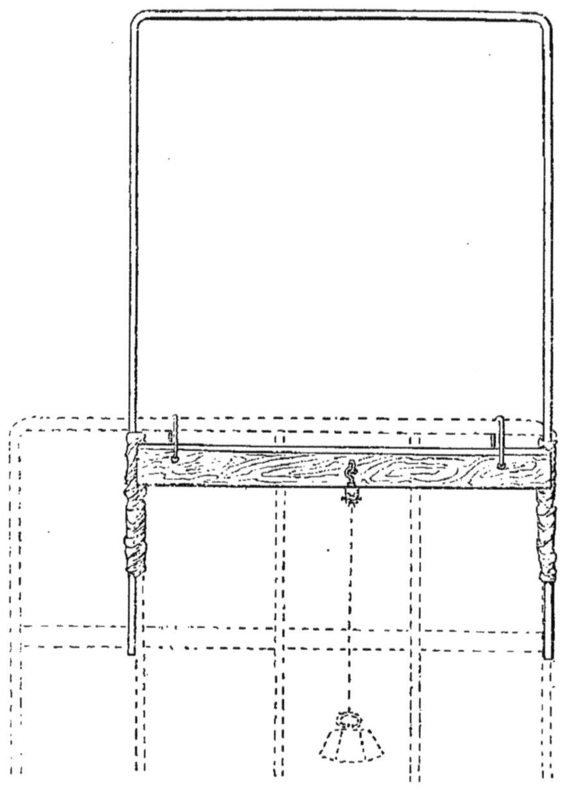

Fig. 93. — Support pour soutenir le cadre tuteur. Dispositif simple pour faire l'extension.

ce qu'un lit cage ? On soulève ainsi de 0 m. 50 le cadre tuteur et on laisse tomber à l'horizontale la gouttière jambière, qu'on fixe au cadre à l'aide de bandes de toile.

Dans l'appareil ainsi disposé, la gouttière crurale oblique soutient la cuisse en flexion, tandis que la jambe est en position horizontale ou même légèrement inclinée, suivant les besoins.

2° Il ne reste plus qu'à installer l'extension continue.

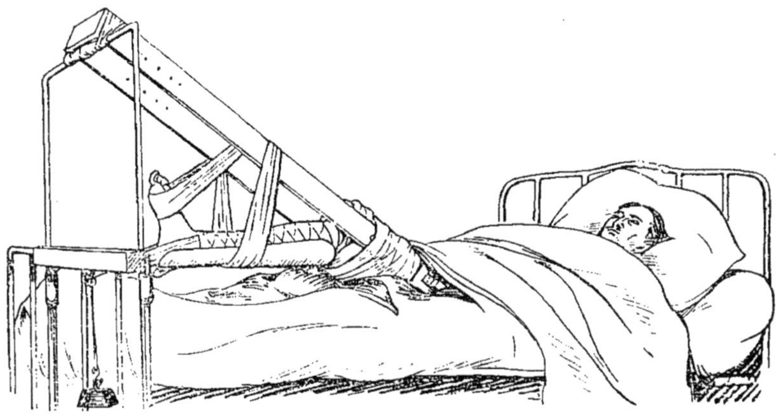

Fig. 94. — Appareil complètement installé. Pour lutter contre l'équinisme, une bande fixée au cadre de l'appareil, passe sous le pied. La traction se fait dans l'axe de la jambe (fracture de jambe au 1/3 supérieur).

S'agit-il d'une fracture haute de jambe? (fig. 94) la traction installée vient se réfléchir sur une poulie fixée à la traverse du pied du lit par un dispositif très simple. Une planchette plus longue que l'intervalle des deux barreaux est suspendue à la hauteur voulue par deux ficelles attachées à la traverse du pied du lit.

(Fig. 93.) Cette planchette donne ainsi un excellent point d'appui ; il suffit d'y visser un piton pour accrocher la poulie de réflexion. Cette planchette sera très épaisse, de façon à rejeter le poids de suspension en dehors du pied du lit et à éviter les frottements de la corde de traction et des poids.

La traction se fait ainsi dans l'axe du membre.

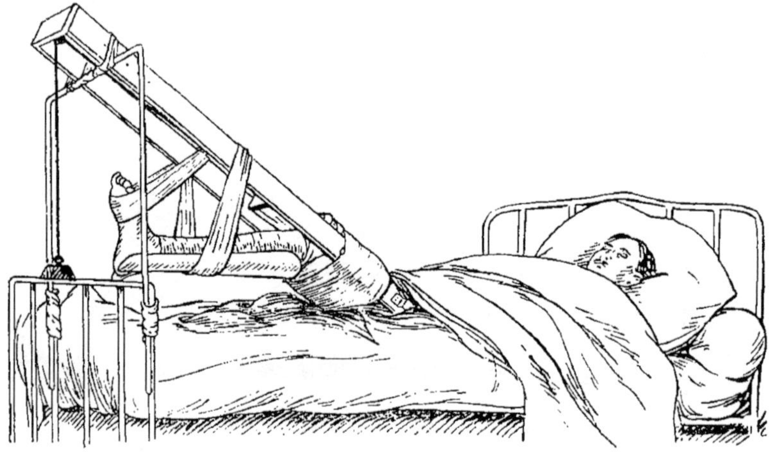

Fig. 95. — Appareil installé pour une fracture de cuisse au tiers inférieur, la traction se fait dans l'axe de la cuisse, la poulie repose sur le cadre.

S'agit-il d'une fracture basse de cuisse ? (fig. 95), l'installation est plus simple encore ; on fixe un piton à la face interne de l'attelle transversale du cadre tuteur et on y accroche la poulie de réflexion. La traction se fait dans l'axe de la cuisse.

Appareil a suspension de Hodgen-Smith

Pour l'appliquer, il faut un portique de suspension et un cadre tuteur.

1° *Le portique de suspension* sera le même que celui décrit à propos des traumatismes du poignet, mais

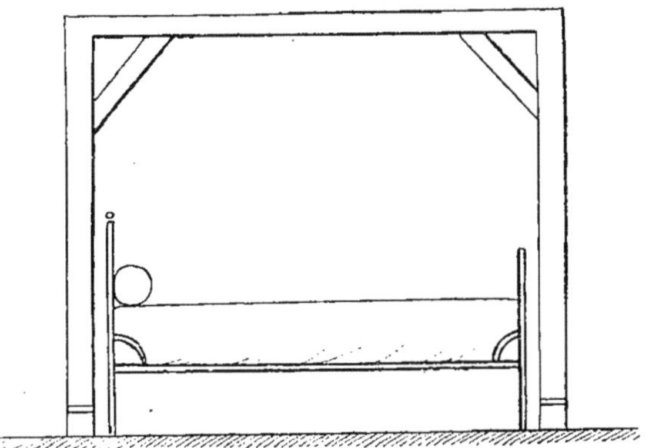

Fig. 96. — Cadre longitudinal pour la suspension des fractures du membre inférieur.

au lieu de se placer en travers du lit, il se placera en long et pour cela sa traverse mesurera 2 m. 10 de long. (Fig. 96.)

2° *Le cadre tuteur* est fait avec du fer rond de 0 m. 007 à 0 m. 010 de diamètre. Tige interne 1 mètre, tige externe 1 m. 10. Largeur en bas 0 m. 15, largeur en haut 0 m. 25. Coudure à 0 m. 40 de l'extrémité supérieure de la tige externe. Demi-cercle en même fer. (Fig. 97.)

3° *Installation.* — Le cadre tuteur soutient des champs formant hamac, pour la jambe et la cuisse. Il est équilibré par des poids réfléchis sur des poulies accrochées au portique suspenseur.

Le membre repose ainsi en flexion.

Il reste à placer l'extension continue. (Fig. 98.) S'agit-il d'une jambe? la traction se fera dans l'axe

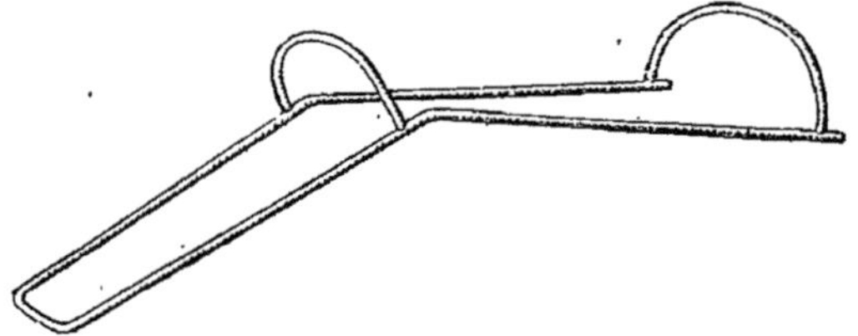

Fig. 97. — Attelle de Hodgen-Smith.

de la jambe, la poulie accrochée au montant du portique. S'agit-il d'une cuisse? elle se fera aussi dans l'axe de la cuisse, sur une poulie placée à la traverse du portique près du pied du lit.

Immobilisation. — La réduction dans ces appareils se fait seule sous l'influence des poids ou bien à l'aide des leviers réducteurs pour l'appareil Pouliquen. Généralement, on peut se contenter de mettre pendant un quart d'heure ou plus un poids très puissant de 10 à 15 kilos, voire plus, pour décrocher la réduction; il suffira ensuite de la maintenir avec 5 ou 8 kilos.

L'immobilisation durera 60 à 80 jours. Pendant toute cette période, on surveillera attentivement son malade, on refera l'extension toutes les fois que ce sera nécessaire. On massera les muscles ; on mobilisera les articulations voisines ; on veillera à maintenir le pied à l'angle droit : c'est une règle formelle qu'il ne faut pas oublier chez tous les blessés du membre inférieur, tant sont gênants et longs à traiter les équinismes qui en résultent ; on électrisera les muscles.

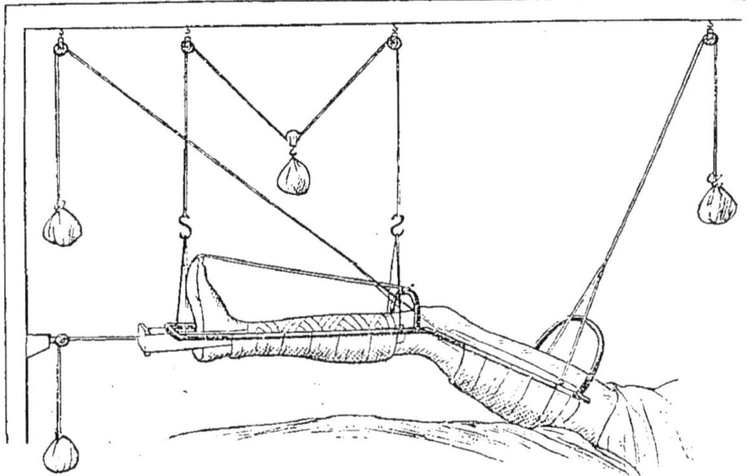

Fig. 98. — Appareil de Hodgen-Smith placé. *Suspension* : un poids pour la jambe, un poids pour la cuisse. *Extension* : un poids pour la jambe (fracture de jambe) un poids pour la cuisse (fracture de cuisse).

Au bout de cette période, on pourra sortir le blessé de l'appareil ; toutefois, il semble préférable de l'y laisser pour commencer la mobilisation de l'articulation du genou. Il va sans dire que si la consolidation se produit avant, on mobilisera aussitôt l'articulation ; cette manœuvre doit être faite, dès qu'on est sûr que les mouvements provoqués ne se passent pas dans le foyer de fracture.

CHAPITRE XIII

LÉSIONS OSSEUSES TRAUMATIQUES DE LA CUISSE

Les fractures diaphysaires de la cuisse se divisent en trois groupes : suivant que le trait de fracture occupe le tiers supérieur, le tiers moyen ou le tiers inférieur de la diaphyse.

PHYSIOLOGIE PATHOLOGIQUE

Des fractures du tiers supérieur. — Nous ne nous occuperons pas ici, car, au point de vue anatomo-clinique, le fragment supérieur se comporte comme dans les fractures de la région de la hanche (fig. 99), il se porte en abduction et en flexion légère : en abduction par contraction du groupe pelvi-trochantérien et du muscle grand fessier, en flexion par contraction du psoas; le fragment inférieur se porte en dedans entraîné par le groupe des adducteurs, en arrière, sous l'in-

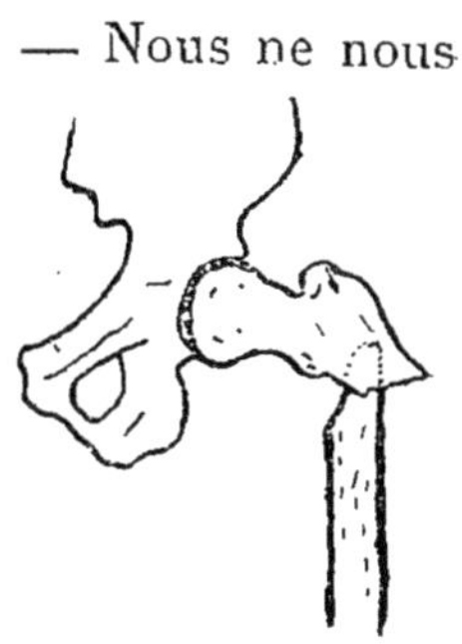

Fig. 99. — Abduction du fragment supérieur.

fluence de la pesanteur, et en rotation externe jusqu'à ce que le bord externe du pied repose sur le sol. C'est donc au chapitre suivant qu'on trouvera leur traitement.

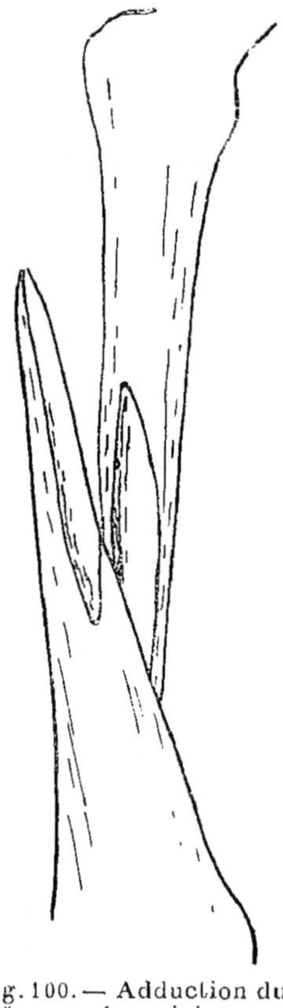

Des fractures du tiers inférieur, nous ne dirons rien non plus ; le fragment inférieur tiré par les muscles jumeaux se met en flexion au niveau du genou (fig. 89), basculant ainsi en arrière et aussi légèrement en dehors par contraction du grand adducteur, ce muscle inséré au condyle interne faisant pivoter en dehors la pointe du fragment inférieur. Le fragment supérieur pointe en avant.

C'est donc la déformation des fractures para-articulaires du genou étudiée au chapitre précédent et sur le traitement desquelles nous ne reviendrons pas.

Fig. 100. — Adduction du fragment supérieur.

Restent donc les *fractures du tiers moyen*, les seules dont nous nous occuperons ici. Il existe un chevauchement considérable par contraction du manchon musculaire de la cuisse si puissant. Le fragment supérieur donne prise aux muscles abducteurs et aux muscles adducteurs ; c'est aux plus puissants qu'il obéit et par conséquent à ces derniers, qui disposent d'un bras de levier plus long que leurs antagonistes.

Il se met donc en adduction et en très légère flexion par contraction du psoas.

Le fragment inférieur pointe légèrement en arrière et en dehors et se met en rotation externe. Il existe donc une angulation fragmentaire à sommet antéro-externe. (Fig. 100.)

La réduction de pareils déplacements se fera par l'extension continue qui corrige le chevauchement.

La traction agira sur le membre en extension, en légère flexion et plutôt en adduction légère qu'en rectitude.

TRAITEMENT

« Une seule méthode, dit Jeanbrcau, permet de lutter efficacement contre cette force continue et jadis invincible qu'est la rétraction des puissants muscles de la cuisse : c'est l'extension continue. »

Emploiera-t-on l'appareil de Tillaux ou celui d'Hennequin? Non... L'appareil de Pouliquen nous paraît, par sa simplicité et les garanties qu'il assure, l'emporter comme avantages pour le praticien.

Nous ne reviendrons pas sur sa description déjà donnée.

Installation. — L'extension continue remontera au-dessus du genou et pourra porter également sur la jambe ; l'extension crurale et l'extension jambière peuvent être distinctes. (Fig. 101.)

Le membre malade sera installé dans l'appareil en extension complète, la corde de traction venant se réfléchir sur la poulie accrochée à la face interne de l'attelle terminale.

L'extrémité du cadre tuteur reposera sur le bord du pied du lit et le dépassera légèrement pour permettre aux poids de reposer dans le vide. (Fig. 102).

Le membre ainsi placé, le fragment distal se trouve dans la direction du fragment supérieur ; l'extension continue parfait la réduction, 6-10-12 kilos suivant les cas achèveront la réduction. La contre-extension est assurée par le poids du corps (plan déclive).

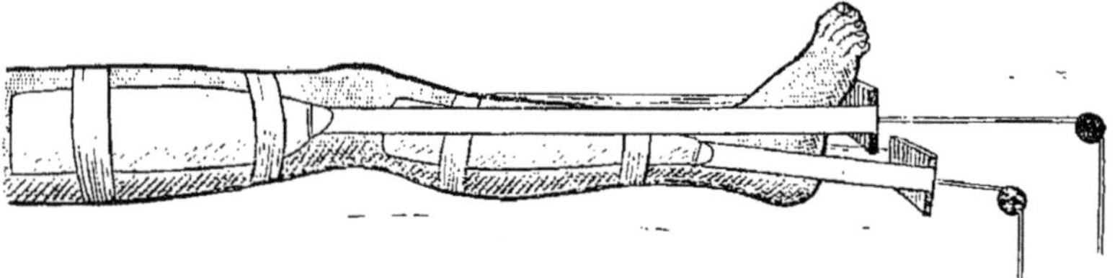

Fig. 101. — Extension crurale et extension jambière distinctes.

Immobilisation. — « Gosselin a établi comme règle que les fractures du corps du fémur ne doivent pas quitter le lit avant le centième jour » (Jeanbrau). Cette règle peut souffrir des exceptions avec l'appareil de M. Delbet qui permet le lever précoce de ces blessés. Mais, si on n'en a pas à sa disposition, il est préférable d'en rester à la règle classique et même dans quelques cas de ne pas hésiter à attendre le cent-vingtième jour pour lever certains de ses malades.

Il faut connaître la facilité avec laquelle apparaît

une crosse sur un membre qui cependant ne présente aucun mouvement à la mobilisation et possède toutes les apparences de la solidité absolue. En une journée, une crosse considérable peut se former, comme plu-

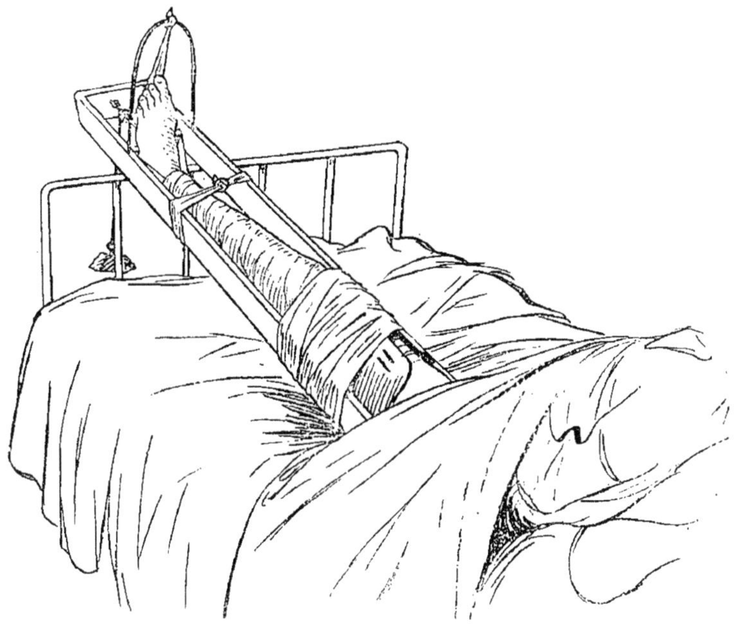

Fig. 102. — Appareil Pouliquen installé pour une fracture de cuisse à la partie moyenne.

sieurs documents radiographiques l'ont bien montré à mon maître M. Heitz-Boyer. Il a étudié cette question au point de vue histologique et il a observé que l'évolution d'un cal est extrêmement prolongée et que les remaniements haversiens demandent souvent des mois dans les fractures de guerre avec perte de substance.

Il faut donc être d'une prudence absolue ; et savoir attendre 3 mois et plus avant d'autoriser le lever du blessé.

Faute de cette prudence, on s'expose aux déformations en crosse, aux fractures du cal, au moindre faux pas. Les exercices violents sont proscrits pour longtemps.

Toutefois pour hâter le lever de ces blessés et se mettre en garde contre les accidents, on entourera le membre dans une gaine plâtrée amovible. Le blessé gardera sa gaine pour la marche et la quittera au lit et pendant les séances de massage.

Fractures de cuisse chez l'enfant.

La question du traitement des fractures de cuisse chez l'enfant est assez délicate ; il est un appareil qui donne un excellent résultat et qui ne semble pas très généralisé, bien que son emploi date de longtemps déjà. Il facilite les soins de propreté. (Fig. 103.)

On fait l'extension continue sur le membre en position verticale ; la contre-extension est assurée par le poids du corps, l'extension, par un poids se réfléchissant sur une poulie accrochée à un portique.

L'appareil reste en place trente à trente-cinq jours, après quoi l'enfant garde encore le lit pendant trois semaines.

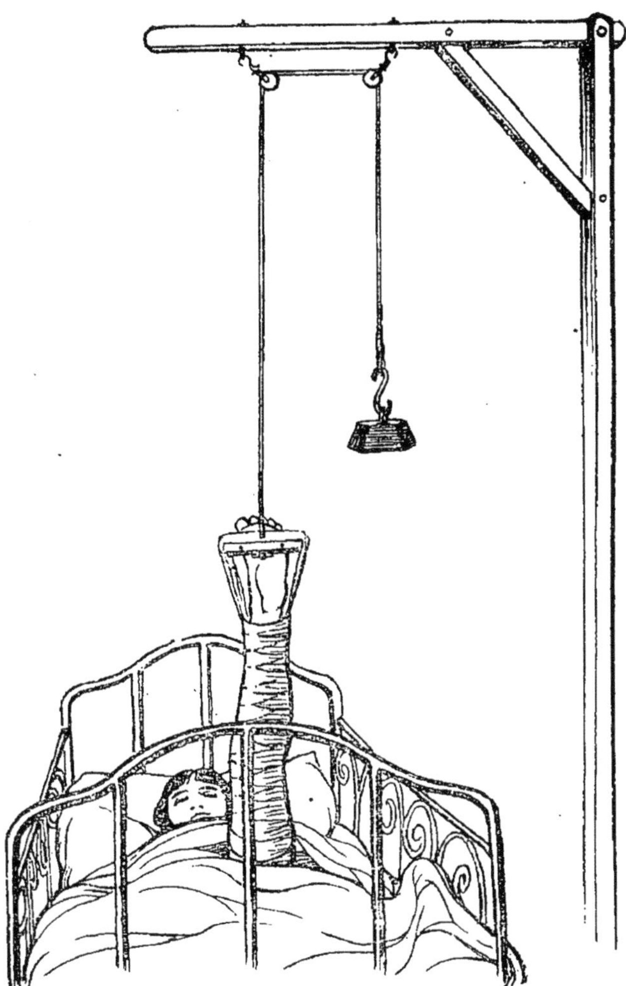

Fig. 103 — Suspension et extension continue pour une fracture de cuisse chez l'enfant.

Méthode ambulatoire.

Lucas-Championnière avait montré que la réduction anatomique n'était pas une condition absolue du bon fonctionnement d'un membre. M. Delbet a repris ces idées et établi qu'il valait mieux faire marcher ses blessés et s'exposer à avoir un léger racourcissement, plutôt que de les clouer au lit pendant des semaines. Cette méthode de traitement, dite méthode de marche est indiquée pour tous ceux chez qui le séjour au lit constitue un danger ou une perte matérielle importante, par cousêquent chez les vieillards et chez ceux que leur profession oblige à aller et venir. On se procurera, pour ces cas, l'appareil de M. Delbet (droit ou gauche, suivant les besoins).

Description. — Il est formé de trois tiges coulissables à ressort ; l'interne et l'antérieure sont réunies en haut par un arc métallique, et l'externe porte un renflement perforé dans lequel passe un lac qui réunit les extrémités de l'arc crural. En bas, elles portent des ailettes et à la partie moyenne des orifices dans lesquels s'enfoncent des goupilles.

Application. — L'arc crural est rembourré , avec des bandes plâtrées, on fait un collier qui moule les coques condyliennes. On le laisse sécher et dans un deuxième temps ; on place un appareil de Delbet de jambe dont les attelles latérales, non retournées à leur extrémité supérieure, remontent jusqu'au collier condylien. On applique en même temps les ailettes des tiges crurales et on fusionne le tout avec le collier condylien à l'aide de bandes plâtrées. La partie supérieure des tiges crurales est en même temps adaptée et l'arc crural resserré. Il suffit d'attendre la dessiccation du plâtre pour mettre les ressorts de l'appareil à la tension convenable.

CHAPITRE XIV

LÉSIONS TRAUMATIQUES OSTÉO-ARTICULAIRES DE LA HANCHE

Elles comprennent les luxations de la hanche et les fractures de l'extrémité supérieure du fémur.

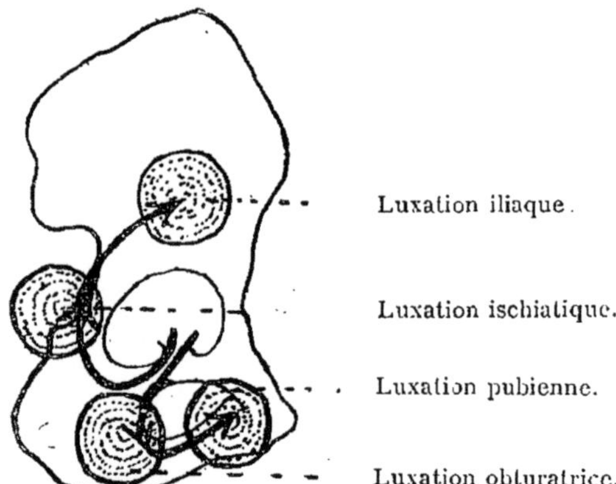

Fig. 104. — Luxations de la hanche.

Les luxations de la hanche les plus habituelles se font en arrière, variété ischiatique et variété iliaque, ou en avant, variété obturatrice et variété pubienne.

(Fig. 104.) Elles peuvent s'accompagner de fractures du sourcil cotyloïdien et devenir ainsi d'une contention difficile.

« Dans les ouvrages classiques, *les fractures de l'extrémité supérieure* du fémur ne comprenaient que les fractures très rares du grand et du petit trochanter et les fractures du col, à tel point que « le terme de « fracture du col était synonyme de celui de fracture « de l'extrémité supérieure du fémur. » (Jeanbrau.)

Les fractures du col se divisaient en deux groupes : les fractures intracapsulaires du vieillard, à fragments libres et les fractures extracapsulaires de l'adulte avec pénétration fragmentaire. La description s'enrichit plus tard de la fracture mixte de Tillaux dont le trait de fracture extra-capsulaire en arrière était articulaire en avant, par suite de l'insertion oblique de la capsule.

Mais la réalité des faits (fig. 105) s'accordait mal avec ce cadre trop étriqué ; la radiographie a placé la question sous son véritable jour, et, à l'heure actuelle, il faut distinguer :

1° Des *fractures parcellaires* : fractures du grand trochanter et du petit trochanter ;

2° Des *fractures totales*.

a) Les unes capitales, rares.

b) Les autres cervicales, le trait de fracture pouvant siéger à la partie moyenne du col ou près d'une de ses extrémités.

c) Les autres trans-trochantériennes, le trait de fracture traverse le massif trochantérien.

d) Les autres enfin sous-trochantériennes, le trait

de fracture occupe la diaphyse fémorale au-dessous du massif trochantérien.

3° Des *décollements épiphysaires.*

D'autre part, on a observé que les fractures du col se voient à tout âge, aussi bien chez l'enfant que chez

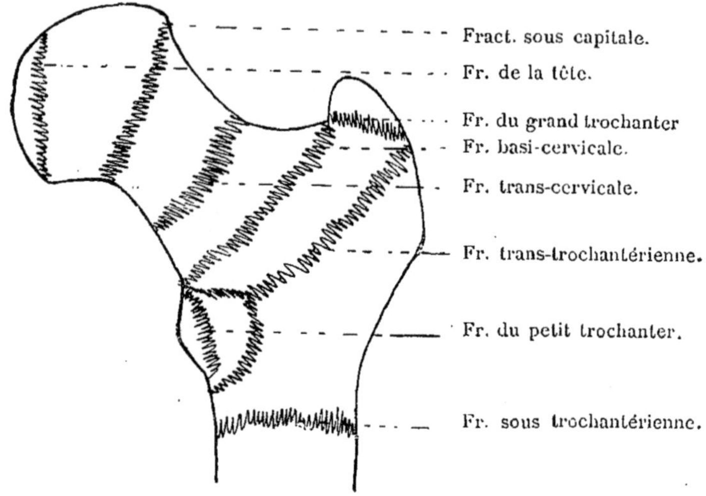

Fig. 105. — Lésions de l'extrémité supérieure du fémur.

l'adulte et le vieillard, et qu'à chaque période de la vie, les lésions portent autant sur la partie capsulaire que sur la partie extra-capsulaire du col. On peut ainsi peut observer chez le vieillard des fractures engrenées et des fractures libres chez l'adulte.

PHYSIOLOGIE PATHOLOGIQUE

Dans *les fractures parcellaires*, le déplacement fragmentaire se fait par contraction des muscles insérés sur le fragment ; au niveau du grand trochanter, le

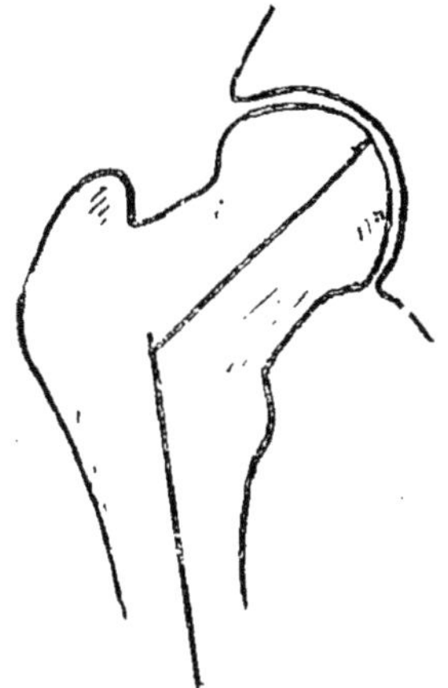

Fig. 106. — Angle d'inclinaison normal.

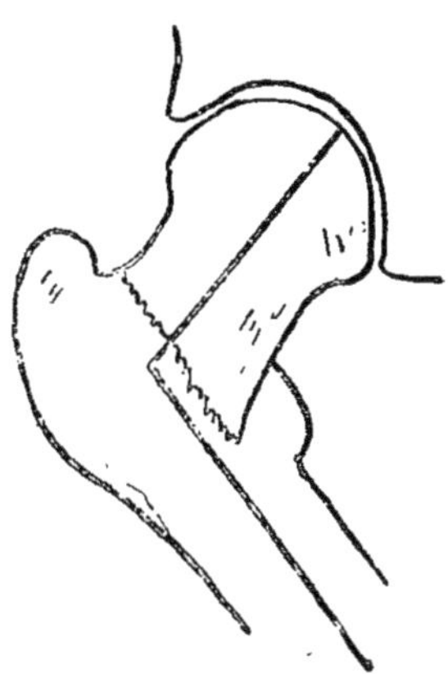

Coxa-vara. Angle d'inclinaison fermé. Adduction de la cuisse.

fragment se dirige en haut, en arrière et en dedans entraîné par le moyen et le grand fessier.

C'est donc en plaçant le membre en abduction forte, en rotation externe et en très légère flexion qu'on placera la diaphyse en regard du fragment déplacé. *Dans les fractures du petit trochanter*, le fragment se porte en haut, en avant et en dedans. Pour la réduction, il faudra mettre la cuisse en flexion forte sur le bassin, et en légère rotation interne (Julliard).

Dans *les fractures totales*, il faut distinguer les fractures à fragments libres des fractures suivies de pénétration fragmentaire.

Quand il y a *pénétration fragmentaire au niveau du col ou du trochanter* la pénétration s'accompagne d'un raccourcissement du membre, le grand trochanter s'élève au point d'atteindre et parfois de dépasser le niveau de la tête fémorale. C'est généralement le col qui pénètre dans la diaphyse. Il se produit donc un

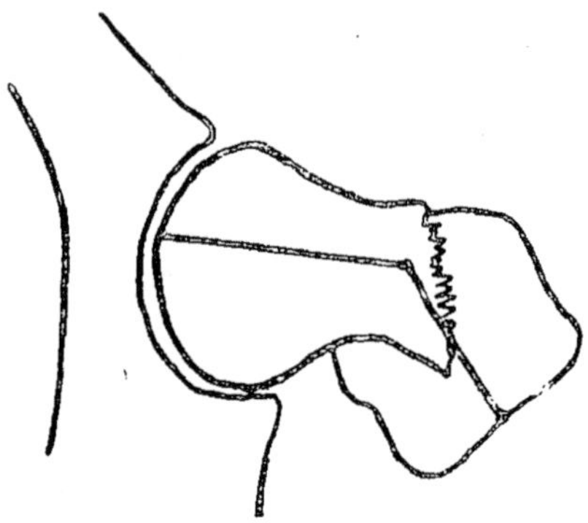

Fig. 107. — Angle du col à sinus postérieur.

mouvement d'ascension de la diaphyse, mais en même temps, on observe aussi son adduction et par suite une fermeture de l'angle cervico-diaphysaire. (Fig. 106.) Normalement, le col du fémur forme avec l'axe diaphysaire, un angle de 130° ; cet angle dit angle d'inclinaison, diminue. En même temps, on constate que la pénétration cervico-diaphysaire prédomine en arrière ; le col forme un angle à sinus postérieur et la diaphyse se met en rotation externe. (Fig. 107. Ainsi se trouve annulé l'angle de déclinaison ; cet angle est formé par la rencontre du plan qui passe par l'axe du col fémoral avec celui qui passe par l'axe des condyles fémoraux, l'axe du col est oblique en avant et en dedans, celui des condyles fémoraux est presque transversal (fig. 108) ; l'angle de déclinaison est donc un angle à sinus ouvert en avant et en dedans. Par suite de la rotation diaphysaire, cet angle est diminué (Fig. 109.)

Ainsi est constitué la coxa-vara caractérisée, anatomiquement, par deux éléments : diminution des angles

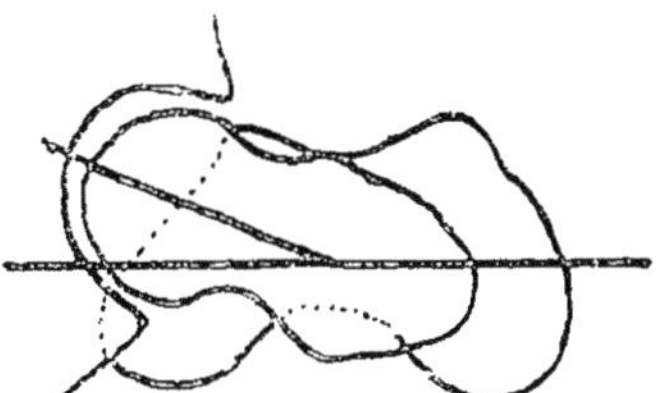

Fig. 108. — Angle de déclinaison normal.

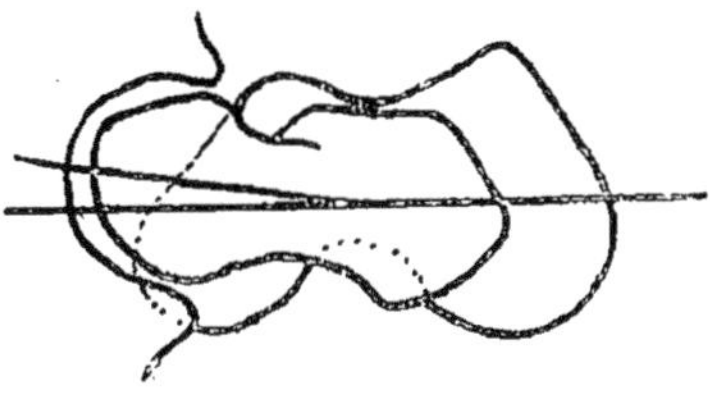

Fig. 109. — Coxa-vara. Angle de déclinaison fermé. Rotation externe de la cuisse.

d'inclinaison et de déclinaison — cliniquement par l'adduction et la rotation externe.

Exceptionnellement il se fait une augmentation de l'angle cervico-diaphysaire : coxa-valga.

Dans les pénétrations trochantériennes, il est fréquent d'observer un éclatement du grand trochanter avec fracture isolée du petit trochanter.

Quand il y a *pénétration fragmentaire dans les fractures sous-trochantériennes* ou plutôt engrènement fragmentaire, la déformation constatée est la déformation en crosse, le fragment diaphysaire a télescopé le fragment supérieur placé en abduction.

Dans les *fractures à fragments libres,* le déplacement fragmentaire est plus accusé, les influences musculaires se donnent libre cours et il importe de les bien connaître pour pouvoir agir efficacement contre elles.

Dans les *fractures capitales,* le fragment glisse en bas et en dedans, n'effondrant pas la capsule et constituant un corps étranger intra-articulaire.

Dans les *fractures cervicales,* la tête fémorale reste en place ou bascule en dedans et en bas, le fragment diaphysaire entraîné par le psoas et les pelvi-trochantériens, subit un mouvement d'ascension et de rotation en dehors. (Fig. 110.) Si la capsule est intacte, cette ascension ne dépasse pas 2 à 3 centimètres (déplacement immédiat), mais elle augmente les jours suivants (déplacement secondaire).

De plus, la diaphyse se porte en adduction sous l'influence des muscles adducteurs.

Dans les *fractures transtrochantériennes* et dans les *fractures de la base du col,* le fragment cervical se met en abduction forte, pendant que la diaphyse ascensionne et se met en rotation externe et en adduction.

Dans les *fractures sous-trochantériennes,* le fragment supérieur se met non plus simplement en abduction forcée, mais en flexion, l'action du psoas s'exerce sur lui pour produire ce déplacement, le fragment diaphysaire chevauche et se met en adduction.

De tout ce qui précède, il faut conclure que pour

toutes ces fractures à fragments libres, la position de réduction sera l'abduction forcée (fig. 110), à l'exception des sous-trochantériennes qui nécessiteront en plus de l'abduction, la flexion forcée de la cuisse sur le bassin.

Cette position d'abduction présente plusieurs avantages.

« Elle relâche les muscles pelvi-trochantériens qui

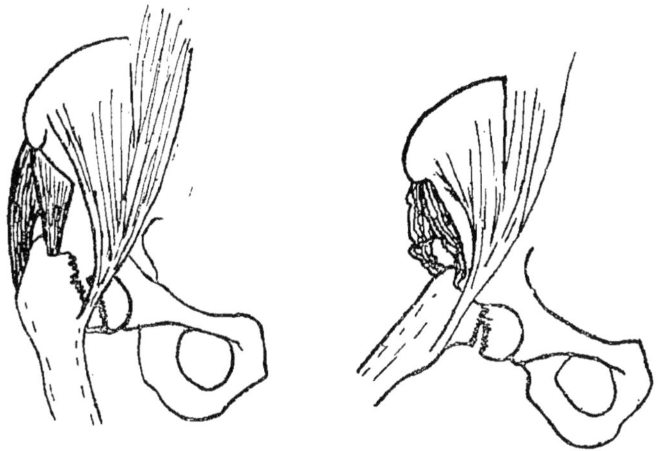

Fig. 110. — A déplacements. B réduction.
Fractures du col du fémur.
(D'après WHITMAN).

attirent la diaphyse fémorale en haut et la font basculer en adduction et rotation externe.

« Elle tend le psoas et les muscles adducteurs qui, à l'inverse des précédents, contribuent à abaisser le fragment externe et à appliquer sa surface cruentée contre celle du fragment interne.

« Elle tend la capsule, tension qui corrige la malposition de la tête fémorale, contribue également à la coaptation des fragments et empêche toute interposition fibreuse entre eux.

« Enfin, elle applique le grand trochanter sur la partie latérale du bassin, ou si la fracture siège près de la tête, elle engage l'extrémité du col au-dessous du rebord cotyloïdien et s'oppose ainsi mécaniquement au déplacement ultérieur » (Tanton).

Dans les fractures avec pénétration ou engrènement, la réduction s'obtiendra par les mêmes manœuvres ; toutefois on ne les tentera que chez les sujets jeunes.

Chez le vieillard, mieux vaut en effet avoir une limitation fonctionnelle que de courir le risque d'une pseudarthrose ou de complications pulmonaires.

TRAITEMENT

Les luxations de la hanche doivent être réduites, et le plus tôt possible, car tout retard entraîne des difficultés croissantes pour la réduction et peut même produire une irréductibilité absolue.

Dans les luxations *postérieures* qu'on reconnaît par la rotation en dedans et l'adduction, on ramène la tête dans la cavité cotyloïde, par la manœuvre suivante : flexion de la cuisse, élévation de la cuisse, puis, abduction de la cuisse avec renversement en dehors, enfin extension de la cuisse.

Cette manœuvre est faite par le médecin, le patient étant couché sur un matelas par terre, un aide fixant solidement les deux épines iliaques.

Dans les luxations *antérieures* qu'on reconnaît à l'abduction et à la rotation en dehors, on fera successivement : une flexion de la cuisse, une élévation de la cuisse, une adduction avec rotation en dedans de la cuisse, une extension de la cuisse.

A la suite, le blessé est laissé au lit en repos absolu pendant quinze jours, et au bout de deux mois, après des massages, on commence avec la plus grande prudence à le lever avec des béquilles d'abord, avec des cannes ensuite.

S'il existe une fracture concomitante du cotyle, la luxation tend à se reproduire ; pour éviter le déplacement de la tête fémorale, on soumettra le membre à l'extension continue en abduction — pendant un mois — dans l'appareil Pouliquen, suivant le dispositif décrit plus loin.

Le *traitement des fractures sans déplacement*, consistera en repos au lit, associé au massage et à la mobilisation ; nous n'y insisterons pas, car les *fractures avec déplacement* doivent retenir toute notre attention.

1° *Les fractures du grand trochanter*, s'immobiliseront en abduction dans la gouttière Pouliquen ;

2° *Les fractures du petit trochanter*, seront mises en flexion, avec rotation interne, soit dans un spica plâtré, soit en extension continue, et en suspension suivant un procédé analogue à celui qui a été décrit au chapitre précédent pour les fractures de l'enfance. Nous n'y insisterons pas en raison de leur rareté;

3° *Les fractures engrenées ou pénétrées*, posent un problème délicat, la continuité osseuse a été rétablie vicieusement, mais elle est rétablie.

Peut-on la détruire pour essayer de tout remettre en état ?

Toute la sagacité du praticien est nécessaire pour trancher et donner la solution judicieuse.

Pour cela, il faut se baser, d'une part, sur la gravité de la limitation fonctionnelle produite par la lésion, et, d'autre part, sur l'âge du sujet.

Si toutes les audaces sont permises chez les sujets jeunes, toutes les hésitations sont légitimes chez les gens âgés, menacés de complications pulmonaires graves par le séjour prolongé au lit.

C'est donc uniquement dans les cas où la gêne fonctionnelle est importante et chez les sujets jeunes qu'on recourra à la réduction. On emploiera les mêmes manœuvres que pour les fractures à fragments libres, avec plus de puissance toutefois, si c'est nécessaire, pour combattre le télescopage fragmentaire.

Dans tous les autres cas, on lèvera les sujets le plus tôt possible, avec des appareils de marche (appareil de Delbet).

4° *Les fractures à fragments libres*, comme la physiopathologie le fait prévoir, ne sont justiciables que de deux traitements : l'extension continue et l'intervention sanglante (enchevillement de M. le professeur Delbet).

Certains auteurs ont discuté pour savoir s'il n'était pas préférable de conserver une pseudarthrose avec tous ses inconvénients, que de recourir à l'immobilisation prolongée au lit que nécessite l'extension continue, ou à l'intervention sanglante, en raison de sa gravité.

Cette hésitation ne peut se justifier que pour les vieillards.

On doit rejeter cette solution chez tous les sujets vigoureux, car la pseudarthrose de la hanche est une infirmité grave qui, par sa boiterie et ses douleurs, ferait peu d'honneur au praticien qui l'aurait volontairement produite.

a) L'extension continue doit se faire en abduction, sauf dans les fractures sous-trochantériennes où on y ajoute la flexion de la cuisse.

Toutefois, l'abduction du membre inférieur est une position difficile à conserver ; le bassin vire, l'épine iliaque du côté sain s'abaisse, celle du côté malade s'élève ; l'abduction primitive s'annule par rotation du bassin.

Les orthopédistes connaissent bien ce phénomène, contre lequel ils luttent par la prise du membre sain dans les corsets de coxalgie, ou par la confection d'une plaque thoracique de contre-abduction du côté opposé. Cette même difficulté, mon ami Antoine et moi, nous l'avons retrouvée pour la fixation en abduction de nos fractures de cuisse ; nous l'avons résolue en faisant construire un berceau pelvien qui empêche le bassin de se déplacer et par conséquent assure l'immobilisation du fragment supérieur.

Aussi puis-je dire que notre appareil, assurant *l'immobilisation fixe en abduction* combinée ou non à la flexion du membre est le seul qui donne toute satisfaction pour ces fractures. (Fig. 111.) Employé récemment chez les vieillards pour des fractures du col non engrenées, il a permis d'obtenir des consolidations en soixante-dix jours. C'est certainement un très beau résultat pour des fractures dont l'évolution fatale était jusqu'ici la pseudarthrose.

Mais cet appareil dérivé des appareils à suspension

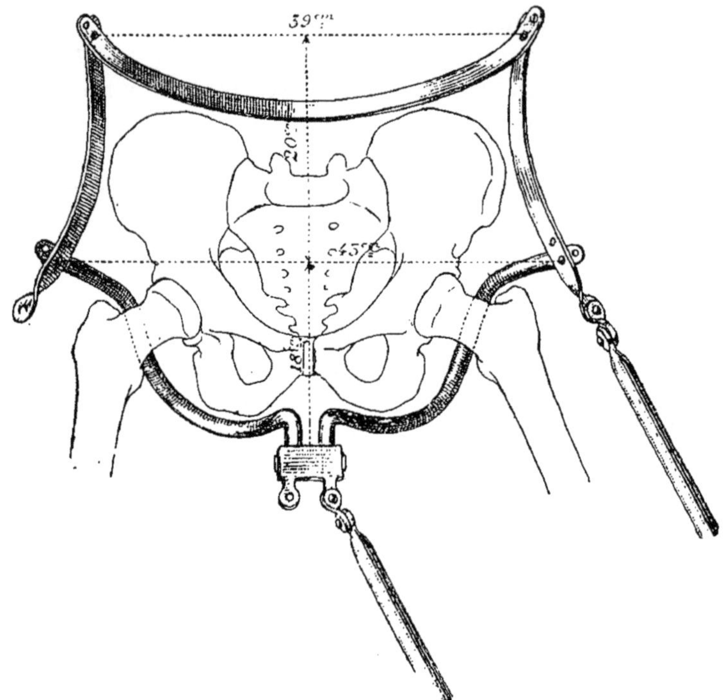

Fig. 111. — Cadre lombo-bi-ischiatique de l'appareil Antoine et Masmonteil, créé pour l'immobilisation du bassin.

et à extension continue (fig. **112**) est d'une application délicate, d'un prix assez élevé, il ne rentre pas dans notre cadre et nous ne le signalons que pour insister sur la difficulté de l'immobilisation du bassin dans ces fractures. L'abduction obtenue est, souvent, plus apparente que réelle ; la persistance d'une

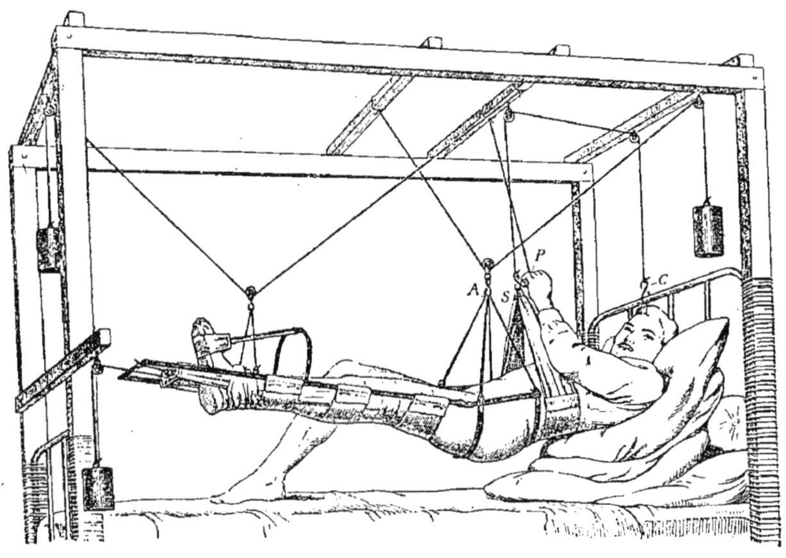

Fig. 112. — Appareil Antoine et Masmonteil mis en place et permettant de soulever le blessé notamment pour les soins d'hygiène, (c'est dans cette position temporaire que la figure représente le blessé), malgré les déplacements du blessé, aucun mouvement ne se produit dans le foyer de fracture, grâce au berceau pelvien.

crosse légère surprendra moins, si on se rappelle ce fait.

b) L'enchevillement (méthode Delbet) est une opération assez simple, elle peut se faire sous anesthésie locale. Une vis ou tige d'os, est enfoncée à travers le grand trochanter, le col et la tête fémorale. Cette opération est indiquée dans tous les cas où la consolidation est lente à se produire. C'est le traitement idéal des pseudarthroses des cols du fémur.

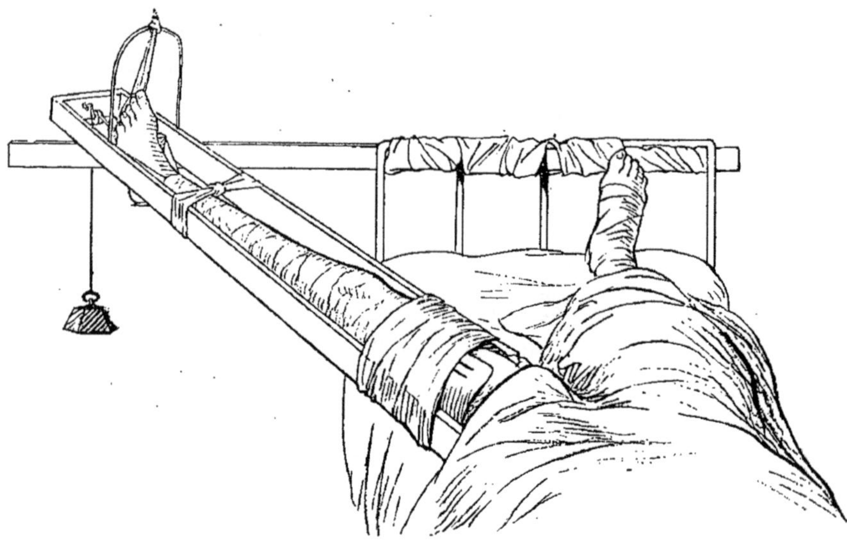

Fig. 113. — Appareil Pouliquen. Mise en abduction du membre fracturé pour les fractures trochantériennes et sous-trochantériennes.

Installation de l'extension continue sur la cuisse en abduction (appareil Pouliquen).

1° *La cuisse en très légère flexion sur le bassin, la jambe en extension sur la cuisse.*

Pour cela, on prend une barre en bois solide de

1 m.40 de long. On la fixe au pied du lit (lit de fer) en oblique à l'aide de bandes de toile ou de bandes plâtrées ; cette obliquité est nécessaire pour donner un point d'appui bien équilibré au cadre tuteur dont les deux attelles ne se trouvent plus à la même hauteur après la mise en abduction.

L'extension continue étant faite sur la jambe et la cuisse, on place le membre dans l'appareil, on applique ensuite le lacs périnéal de contre-extension et on fait reposer l'extrémité du cadre tuteur en dehors du lit sur la barre transversale. L'extension est fixée à la poulie de l'attelle transversale du cadre tuteur.

On applique un étrier pour lutter contre l'équinisme et on enroule appareil et membre dans du coton pour préserver ce dernier du froid.

Cette position doit être conservée de quatre-vingt-dix à cent jours, et la réadaptation à la marche sera progressive.

La marche sans canne ne sera pas reprise avant le sixième mois.

2° *La cuisse en flexion marquée sur le bassin, la jambe en flexion sur la cuisse.* (Fig. 114.)

Cette attitude est nécessaire pour les fractures sous-trochantériennes, cependant elle est compliquée à obtenir.

Il faut, pour son installation, un portique, le modèle donné au chapitre des traumatismes du poignet suffira.

L'extrémité du cadre tuteur sera suspendue à ce portique, la traction se fera suivant l'axe de la cuisse, comme la figure ci-jointe le montre.

Les soins ultérieurs sont les mêmes que pour les fractures du col proprement dites.

En arrivant à la fin de l'exposé des traumatismes du membre inférieur, on voit les avantages énormes

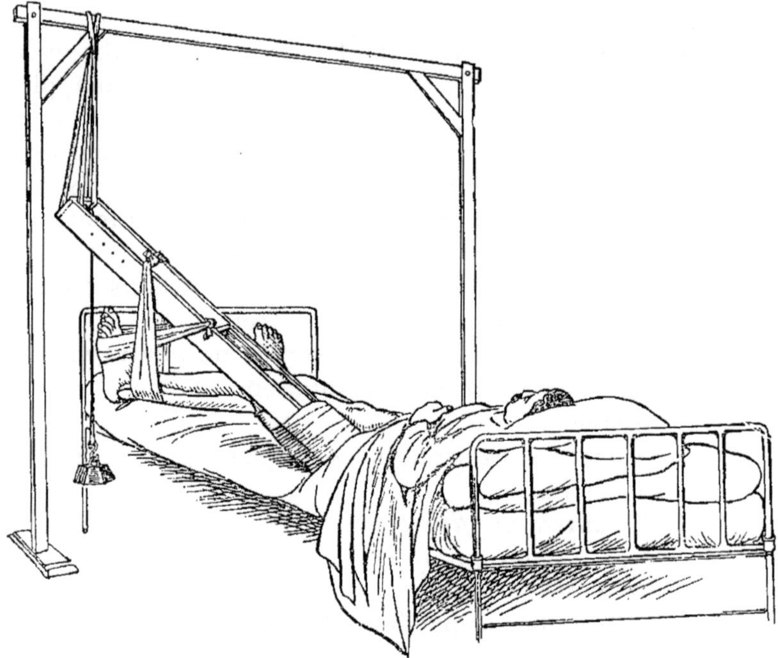

Fig. 114. — Appareil Pouliquen. Mise en abduction de la cuisse avec flexion de la jambe sur la cuisse pour les fractures sous-trochantériennes.

que peut donner l'attelle de Pouliquen. Primitivement destinée au transport des blessés, simple appareil d'évacuation, elle peut après quelques transformations assurer le traitement des fractures civiles. Ce traitement nécessite quelques installations un peu spéciales, je les ai réalisées avec la plus grande facilité à l'hôpital de Courances, elles sont à la portée de tous.

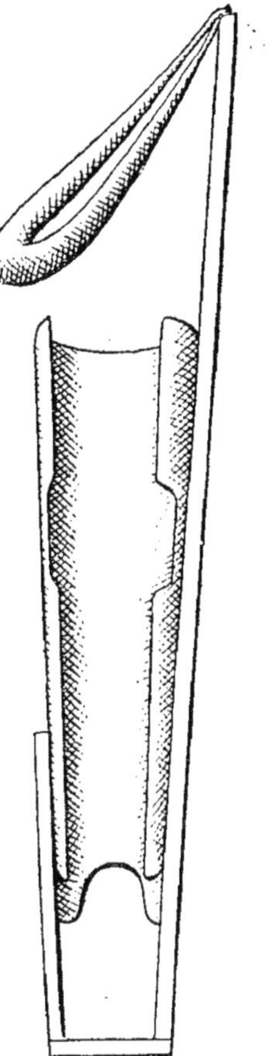

Fig. 115.
Apparcil d'évacuation (Pouliquen).

Appareils d'évacuation

1° Si l'appareil de Pouliquen est utilisé comme appareil d'évacuation, quelques modifications sont à faire à l'appareil décrit au chapitre XI.

Les gouttières crurale et jambière seront solidaires au lieu d'être articulées. L'attelle externe sera légèrement plus longue, elle mesurera 1 m. 50 de long.

L'extension sera assurée par un tube de caoutchouc fixé à l'attelle terminale, et le lacs périnéal de contre-extension sera très solidement assujetti à l'extrémité supérieure de l'attelle externe.

La partie supérieure de l'attelle externe sera fixée autour dela taille par un bandage de corps.

On a ainsi un appareil qui, par sa gouttière, assure une contention parfaite et, par son cadre tuteur, donne de bons points d'appuis pour l'extension et la contre-extension.

2° L'attelle de Thomas est excellente pour les fractures de jambe et les fractures basses de cuisse. Pour les fractures hautes de cuisse, elle n'immobilise pas le bassin et par conséquent ne s'oppose pas au déplacement du fragment supérieur ; aussi la croyons-nous d'un usage moins général que la précédente.

Résumé

En résumé, les fractures des os longs du membre inférieur peuvent se traiter avec deux appareils : l'appareil de marche de Delbet et l'appareil de Pouliquen.

De l'appareil de Delbet, nous ne dirons rien, il a fait ses preuves, il a reçu la sanction de l'expérience, ses avantages sont nombreux ; j'ai pu même obtenir avec lui des réductions anatomiques.

L'appareil de Pouliquen est moins connu ; aussi, j'insisterai un peu plus sur ce dernier. C'est un appareil souple qui peut donner, comme on l'a vu, toutes les positions de réduction nécessaires pour le traitement des fractures du membre inférieur : l'immobilisation du membre avec flexion du genou, l'immobilisation du membre en rectitude, l immobilisation du membre en abduction, l'immobilisation du membre en abduction et en flexion combinées.

Toutes ces positions de réduction qui sont classiques, depuis les travaux d'Hamilton, de Bardenheuer, depuis les ouvrages de Judet, de Tanton, ne seraient pas toujours nécessaires pour la réduction d'après l'auteur de l'appareil.

Lorsqu'en effet, les fragments déplacés en flexion ou en abduction sont assez longs pour offrir une prise sérieuse, Pouliquen refoule ces fragments à l'aide de tampons réducteurs placés dans la gouttière d'aluminium ; dans les fractures basses de cuisse, il refoule le fragment inférieur en avant (fig. 116) par un tampon postérieur ; dans les fractures trochantériennes, un tampon externe (fig. 117) refoule en dedans le fragment supérieur ; cette pratique est l'application de la théorie de Bardenheuer, partisan des tractions latérales et antéro-postérieures et dont M. Heitz-Boyer avait été le promoteur en France, en utilisant les coussins de caoutchouc.

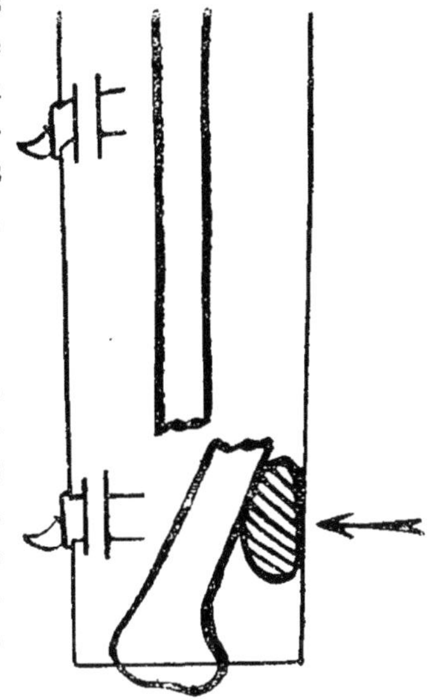

Fig. 116. — Tampon postérieur pour refouler en avant le fragment inférieur dans les fractures basses de cuisse.

De cette façon, le traitement des fractures du membre inférieur se trouve simplifié. On pourra utiliser la gouttière Pouliquen en extension pour tous les cas, exception faite seulement pour ceux où le fragment trop court n'offre aucune prise aux tampons réducteurs. Voici du reste comment procède l'auteur :

1° Une extension est appliquée sur la cuisse ; une autre distincte sur la jambe ;

2° L'anesthésie lombaire est pratiquée ;

3° Le blessé est apporté sur la table de radiographie. Le lacs périnéal de contre-extension est très fortement assujetti à l'extrémité supérieure de l'attelle externe ; on accroche le lacs d'extension au levier réducteur, et on procède à la réduction sous l'écran.

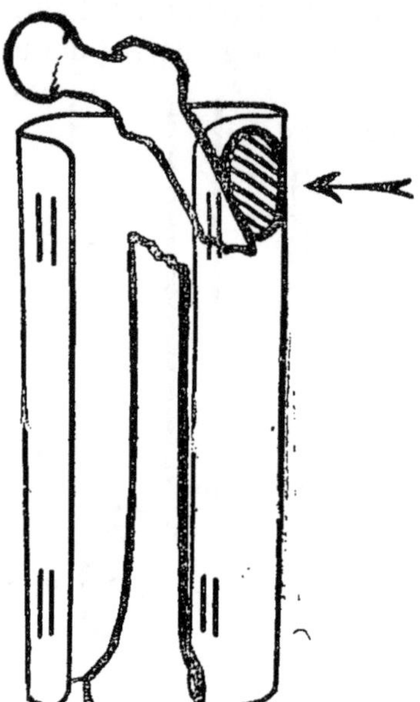

Fig. 117. — Fracture sous-trochantérienne. Tampon externe pour corriger l'abduction du fragment supérieur.

a) Le chevauchement est corrigé grâce à l'action du levier.

b) La réduction des déplacements dans les autres plans est assurée à l'aide de tampons réducteurs placés dans la gouttière crurale.

Dans les fractures basses de cuisse, on place un tampon postérieur contre le fragment inférieur.

Dans les fractures hautes de cuisse, on emploie un tampon externe pour refouler en dedans le fragment supérieur.

La contention est assurée par la fermeture de la

gouttière crurale et la fixation du levier réducteur à l'attelle transversale terminale à l'aide d'une bande.

4° La fracture réduite et contenue, le blessé est transporté dans son lit.

L'extension est assurée par des poids qui vont remplacer le levier, 10 à 15 kilos sont souvent nécessaires; ces poids sont répartis entre la traction crurale et la traction jambière. On fait reposer l'appareil sur le pied du lit ou sur une chaise *en l'arrêtant par une pointe formant butée*, de façon à l'empêcher de glisser vers le périnée du blessé.

La contre-extension est assurée par le plan déclive.

5° Pendant toute la période de consolidation, le genou est mobilisé tous les jours, grâce à l'articulation de la gouttière crurale et de la gouttière jambière.

Pour faire cette manœuvre, on décroche temporairement la traction jambière, on fait soulever l'appareil tout entier par un aide et on procède à la flexion de la jambe, après avoir détaché la gouttière jambière.

Si l'on possède un portique, à l'aide de deux poulies qui soutiennent le pied, le blessé pourra procéder lui-même à cet exercice.

Cette méthode a donné à l'auteur des résultats parfaits. Elle procède avec sûreté, sous le contrôle radiographique que malheureusement n'auront pas tous les praticiens.

Elle assure ainsi un résultat anatomique excellent, et, par la mobilisation précoce du genou dans l'appareil de traitement (que nous avons été les premiers à préconiser mon ami Antoine et moi), elle donne un résultat fonctionnel supérieur à celui des autres méthodes.

Si donc, les positions décrites plus haut paraissent trop complexes, on peut étudier avec soin les schémas de cette page, car, il y a là un moyen simple d'approcher de la perfection, en se rappelant ces deux règles :

1° Lutter par l'extension et la contre-extension contre le chevauchement ;

2° Lutter par les tampons réducteurs contre les autres déplacements : tampon postérieur dans les fractures basses de cuisse, tampon externe dans les fractures hautes de cuisse.

De cette façon, on peut obtenir la réduction de toutes les fractures du membre inférieur, à l'exception des fractures trochantériennes et des fractures du col du fémur, qui nécessitent une immobilisation absolue en abduction, immobilisation réalisée seulement d'une façon parfaite dans les appareils possédant un berceau pelvien.

Pour appliquer un appareil Pouliquen, il faut :

1° Pour la gouttière :

3 attelles en bois, solides, épaisses de 0,012 à 0,014 millimètres ; larges de 0,055 millimètres :

L'externe mesurera 1 m. 30
L'interne — 1 m.
La terminale — 0 m. 17

2 gouttières en aluminium ou en zinc.

La gouttière crurale : hauteur : 0,26
— largeur : 0,50
La gouttière jambière : hauteur : 0,40 à 0,48
— largeur en haut : 0,25
— — en bas : 0,17

Un fil de fer souple,
Des vis, des clous ou des boulons,
Des pitons,
Du tube de caoutchouc.

2° Une forte sangle périnéale de contre-extension :
3° Pour l'extension :

Une colle,
Des bandes et du jersey,
1 planchette,
Du bon sétin,
Des poids,
Des poulies à crochet.

4° Pour la réduction :

Un bon levier en bois : longueur 0 m. 60, le piton étant planté à 0 m. 10 du pivot.
Un S pour accrocher le levier à l'étrier d'extension.
Une chaîne à crochet.

CHAPITRE XV

SOINS COMMUNS A TOUTES LES FRACTURES

La réduction assure la *guérison anatomique* de la fracture. Pour assurer le retour fonctionnel du membre ou *guérison physiologique,* d'autres soins sont indispensables.

Les uns sont nécessaires au cours du traitement, pendant la consolidation ; les autres ensuite, pendant la convalescence, c'est-à-dire après la consolidation.

C'est, d'une part, le traitement physiothérapique et, d'autre part, le traitement de l'état général.

TRAITEMENT PHYSIOTHÉRAPIQUE

On a coutume de vouloir séparer le traitement physiothérapique du traitement chirurgical; les soins divers ne sont commencés qu'après la consolidation ; c'est là une méthode déplorable dont les funestes effets se sont faits sentir dans la chirurgie de guerre. Quelle fantaisie bizarre a voulu que l'entrée dans les services de physiothérapie fut réservée aux seuls cicatrisés ! Sans cicatrisation, pas d'électrothérapie, de mécanothérapie. Quel a été le résultat ? Les fracturés graves ont mis six mois, un an, deux ans pour tarir leurs fistules ; ils se sont présentés au dépôt de physiothérapie, avec des articulations ankylosées, des muscles transformés en bandes scléreuses.

Sur ces lésions définitives que pouvaient les deux méthodes ? Rien de bien efficace, quand elles n'étaient pas dangereuses !

Tout autres ont été les résultats, lorsqu'on fait marcher de pair le traitement chirurgical, le traitement orthopédique et le traitement physiothérapique ; témoin la communication faite par mon maître, M. Baudet sur des cas traités par mon ami Antoine et par moi-même. Tous nos fractures de cuisse avaient récupéré la flexion du genou au delà de 90°.

A. — Pendant la consolidation

1° *Articulations.* — Les articulations d'un membre blessé doivent être mobilisées tous les jours, dans la mesure, cela va sans dire, où cette mobilisation ne s'accompagne pas de mouvement dans le foyer de fracture.

La possibilité de mobiliser les diverses articulations pendant la période de consolidation, voilà ce qui fait l'intérêt des appareils que nous avons préconisés et leur supériorité sur les gaines plâtrées.

Au membre supérieur, les doigts seront l'objet d'une surveillance toute spéciale, tant la rétraction des tendons fléchisseurs est fréquente.

Au membre inférieur, la surveillance du pied est de toute première importance ; il faut éviter son enraidissement et surtout son ankylose ou sa raideur en attitude vicieuse : équinisme pur ou associé.

Le genou dans les fractures de cuisse sera l'objet d'une attention toute particulière. Lorsque la jambe est immobilisée en flexion sur la cuisse, cette mobilisation de l'articulation sera très facile, on la répétera plusieurs fois par jour.

Si on ne peut faire mieux, ce sera la rotule qui sera mobilisée transversalement.

2° *Muscles.* — Les muscles doivent être massés chaque jour, électrisés, et si on peut, sans troubler la fracture, il faut faire exécuter des mouvements actifs au blessé. Cet exercice est excellent pour les muscles, les articulations et la circulation générale du membre.

B. — Après la consolidation

Une fois la consolidation faite, l'entraînement articulaire et musculaire sera mené plus intensivement.

Le lever des blessés doit se faire le plus possible sans béquilles, comme y a insisté mon ami Achard à plusieurs reprises ; cannes et surtout béquilles seront proscrites rapidement pour éviter la production d'attitudes vicieuses diverses.

1° *Massage.* — Le massage est un moyen thérapeutique de premier ordre quand il est bien compris.

Outre les manœuvres classiques d'effleurage, pétrissage, tapotage, hâchage, il faudra faire du massage par opposition. Ce massage consiste à opposer aux mouvements actifs du malade, une force progressivement croissante ; il se fait ainsi un entraînement progressif de toute première valeur.

Il convient aussi de répéter que les manœuvres d'effleurage doivent *éviter la région du cal* pour empêcher la production d'ostéophytes ou de cals exubérants.

2° *Mécanothérapie*. — On peut combiner à l'aide de poulies, des appareils très simples qui feront travailler les groupes musculaires atrophiés à la suite de la fracture.

3° *Hydrothérapie*. — La balnéation chaude est excellente pour les fractures avec œdèmes et raideurs articulaires.

Associée au massage, elle donne d'excellents résultats, elle a une action sédative qui facilite les mouvements de mobilisation.

4° *Aérothermothérapie*. — L'air chaud a aussi une heureuse influence, dans toutes les fractures douloureuses et dans les troubles circulatoires.

On peut employer soit l'appareil, soit les tapis électriques chauffants, soit d'une façon plus banale, les sacs de sable chauds dont on entourera le membre.

5° *Electrothérapie*. — Dans les fractures avec atrophie, en particulier dans les fractures articulaires, elle est très indiquée ; on fera soit du courant faradique, soit du galvanique rythmé, soit du galvano-faradique, pour faire développer les muscles.

Dans les fractures avec œdème périarticulaire, mauvaise circulation, on emploiera l'ionisation iodique qui dans un cas m'a donné un résultat magnifique en moins de dix jours. Un poignet éclaté était resté œdémateux et gros, bien qu'ayant retrouvé tous ses mouvements ; dix jours d'ionisation iodée ont fait diminuer d'un centimètre la circonférence du poignet. Dans les fractures, avec troubles circulatoires par transformation scléreuse des tissus périfracturaires, l'ionisation calcique au positif est à essayer.

6° Enfin dans les formes graves, les stations balnéaires, Barèges, Bourbonne-les-Bains et autres sont indiquées.

TRAITEMENT GÉNÉRAL

Pour faciliter la régénération osseuse, il faut aider l'organisme. Il est souvent utile de donner pendant la période de consolidation des phosphates : acide phosphorique, (XX gouttes par jour), glycérophosphates de chaux et de magnésie, poudre Ferrier.

L'assimilation des sels de chaux par l'organisme est favorisée par l'opothérapie surrénale et thyroïdienne combinées. L'extrait thyroïdien peut être donné à la dose de 0,05 à 0,10 centigrammes par jour et plus pendant cinq jours (on prendra le pouls tous les jours et on surveillera le cœur). Après cinq jours de repos, on pourra administrer l'adrénaline à la dose de X à XX gouttes par jour pendant les cinq jours suivants.

Chez les syphilitiques, on pourra en profiter pour faire une cure mercurielle. Il faudra dépister chez les sujets atteints de fractures itératives, la présence d'un tabes ignoré.

CHAPITRE XVI

FRACTURES ANCIENNES VICIEUSEMENT CONSOLIDÉES

Un cal peut être vicieux par son volume ou par sa forme.

Par son volume : il constitue un véritable corps étranger qui gêne la circulation, irrite les nerfs et explique ainsi la gravité de certains œdèmes et de certains troubles trophiques secondaires.

Par sa forme : il résulte d'une mauvaise coaptation fragmentaire à la suite de la négligence du malade, des manœuvres d'un rebouteux ou de l'insuffisance des soins.

Pour le membre supérieur, c'est au niveau du poignet une luxation du carpe qui est passée inaperçue et qui gêne les mouvements de la main. A l'avant-bras c'est un décalage ou un cal interosseux qui limite la rotation. Au coude, c'est une limitation de la flexion. A l'épaule ou au bras, c'est une crosse qui diminue l'abduction.

Pour le membre inférieur, la gravité est plus grande, car aux troubles de dynamique purs s'ajouteront des troubles de la statique. L'étude des axes du membre inférieur montre que l'équilibre du corps est soumis à des conditions multiples et que leur moindre altération peut avoir des conséquences graves.

Prenant systématiquement les empreintes plantaires chez tous les fracturés du membre inférieur, j'ai vu qu'il n'y avait pour ainsi dire pas de fractures de jambe ou de cuisse qui n'arrivent à modifier le contact du pied avec le sol.

Qu'en conclure, sinon que les fractures s'accompagnent de modifications à distance et que les réadaptations fonctionnelles après tout traumatisme sont longues, et par conséquent qu'avant de traiter un homme de simulateur, ou d'exagérateur s'il s'agit d'un ouvrier, de névropathe, s'il s'agit d'un homme du monde, il y a lieu de procéder à un examen minutieux. Ces séquelles douloureuses sont si fréquentes qu'elles peuvent, dans une certaine mesure, justifier l'ostéosynthèse systématique dans les fractures.

Que dire, à plus forte raison, des malheureux qui présentent un pied plat valgus traumatique, une coxa-vara ou valga, un genu-recurvatum, une crosse fémorale et qui souffrent !!

Pratiquement, en tout cas, on est moins désarmé pour eux que par le passé. Radiographie en main, on peut établir le bilan exact des lésions et leur proposer une intervention, qui, si elle est basée sur une connaissance approfondie de la statique et de la dynamique osseuse, ne pourra manquer d'apporter une amélioration sérieuse à leur état.

Décalages, varus ou valgus, recurvatums sont justiciables d'ostéotomies correctrices qui réduiront et parfois même annuleront les infirmités des malheureux qui en sont atteints. C'est donc vers le chirurgien qu'il faut diriger ces malades, et non pas les abandonner à leur malheureux sort.

Fractures anciennes non consolidées.

La consolidation ne se fait pas toujours dans un laps de temps normal. Il ne faut pas être trop surpris de ces faits qui sont plus fréquents que les ouvrages classiques le laisseraient supposer. Dans ces cas, il faut recourir au traitement général et savoir attendre. En particulier, les retards de consolidation au cours de la grossesse sont bien connus et après l'accouchement, la cristallisation du cal se fait en quelques jours, même si tout progrès semblait arrêté depuis plusieurs mois.

Avant donc de dire pseudarthrose et de songer à instituer un traitement plus actif, il faut attendre quatre ou cinq mois pour une fracture de jambe, et bien davantage pour une fracture de cuisse.

Si toutefois, on s'aperçoit que la consolidation reste stationnaire et ne se produit pas malgré les traitements calciques et opothérapiques, il faudra envoyer ces malades au chirurgien pour leur faire faire soit l'ostéosynthèse, soit la greffe osseuse suivant les cas.

Si par l'examen clinique, si par la radiographie, on pouvait affirmer l'existence d'une interposition musculaire entre les fragments, il va sans dire qu'il ne faudrait pas différer l'intervention et qu'ici toute attente serait injustifiée. Ce sera le fait de certaines fractures du fémur, de l'humérus et de l'avant-bras.

La temporisation est donc indiquée uniquement dans les retards de consolidation d'ordre général, chez les syphilitiques, où le traitement mercuriel fera merveille, chez les tabétiques, justiciables de la même thérapeutique, chez les rachitiques, achondroplasiques, etc.

CHAPITRE XVII

COMPLICATIONS DES FRACTURES

Outre les lésions osseuses, on peut observer dans les fractures, des lésions de la peau, des lésions musculaires et des lésions vasculo-nerveuses. Ces lésions peuvent être produites soit par l'agent contondant, cause de la fracture, soit par les pointes fragmentaires elles-mêmes. Les lésions vont de la superficie vers la profondeur dans *le premier cas*, constituant des plaies contuses avec fractures, la plaie cutanée pouvant communiquer ou non avec le foyer de fracture. Si la fracture communique avec l'extérieur, elle s'aggrave du fait de l'infection possible et de l'ostéomyélite qui en est la conséquence. En tout cas, ces plaies contuses peu importantes en elles-mêmes sont le point de départ d'infections diverses, que le praticien devra dépister pour pouvoir y porter rapidement remède.

Dans le *second cas*, les lésions vont de la profondeur vers la superficie, menaçant d'abord les paquets vasculo-nerveux, puis les muscles et enfin la peau. Si l'infection se voit encore ici, elle est plus rare ; par contre les lésions vasculo-nerveuses y sont plus fréquentes.

Nous allons étudier successivement l'infection dans les fractures, les complications nerveuses et les complications vasculaires.

A. — Complications infectieuses.

A). — *Gangrène gazeuse.* — La guerre nous a appris à mieux connaître ces complications et si la gangrène gazeuse a été pour la plupart, une révélation au début de la campagne, la reprise de contact avec les accidents du travail et les accidents de la voie publique nous montre qu'elle se voit aussi dans la chirurgie civile. Bien des cas étiquetés autrefois embolies graisseuses, septicémies suraiguës, shock, etc., n'étaient que des gangrènes gazeuses méconnues. Aussi y a-t-il lieu de se demander si lors de la vaccination antitétanique, on ne devrait pas faire également une injection préventive de sérum anti-gangréneux ?

La gangrène gazeuse est due au développement au niveau de la plaie des microbes anaérobies : vibrion septique et bacillus perfringens dans les formes communes, bacillus œdematiens de Weinberg ou bellonensis de Sacquépée dans les formes œdémateuses, ainsi que parfois du bacillus fœtidus, aérogenes, etc. Ces germes microbiens se développent rapidement dans les cinq premiers jours. Il faudra donc, dans les cas de fractures compliquées, surveiller très attentivement le malade, la température, le pouls, le facies, la langue et surtout l'état local de la plaie.

Trois signes en général sont révélateurs : l'odeur, la douleur, le gonflement.

La fétidité des sécrétions est très nette ; c'est une odeur fade et écœurante que reconnaissent vite ceux qui l'ont perçue une fois.

La douleur vive : sensation de tension, de gonflement des chairs avec engourdissement du membre attire l'attention du blessé ; il lui semble que son pansement est trop serré.

La région atteinte est très gonflée ; les tissus sont infiltrés de sérosité, parfois on peut sentir des crépitations sous-cutanées. M. Sacquépée attire l'attention sur l'infiltration œdémateuse, progressive à marche rapide.

La peau est pâle, sillonnée de veinosités, pendant que la plaie prend une teinte grisâtre, sphacélique et que des bulles de gaz s'échappent de l'orifice de la plaie.

L'état général s'altère : facies pâle, terreux, parfois subictérique ; le pouls s'accélère pendant que la dyspnée s'installe. La température fait une brusque ascension à 40°.

Il va sans dire qu'il ne faut pas attendre le tableau clinique complet pour intervenir et qu'à la moindre alerte, on débridera largement le foyer de fracture, et qu'on barrera la route à l'infection avec plusieurs rangs de pointes de feu. On fera si possible de la sérothérapie (sérum antigangréneux de l'Institut Pasteur) et on remontera l'état général.

Commencé aussitôt, le traitement réussira, mais il faudra savoir être plus radical encore devant l'échec et proposer à temps l'amputation.

B) *Infection par les pyogènes divers.* — Quand le

sujet a échappé au danger immédiat des anaérobies, il ne faut pas chanter victoire ; le streptocoque, le staphylocoque et les autres microbes peuvent à leur tour entrer en scène et donner toute la gamme des réactions locales et générales : lymphangites simples avec adénites en cas d'infection cutanée, phlegmons et abcès limités ou diffusés en cas d'infection du tissu cellulaire, ostéomyélites en cas d'infection osseuse, septicémie et pyohémie en cas d'infection générale.

Le débridement large avec instillation au Carrel sera un recours efficace dans les infections locales ; par contre dans les infections générales, le débridement parfois utile, sera souvent insuffisant. Les injections intra-veineuses d'argent colloïdal à la dose de 40 à 60 centimètres cubes par jour, d'or colloïdal, de nucléinate de soude, de sérum glucosé, comme je l'ai signalé dans la *Presse médicale* [1] avec mon ami Audain, seront d'un précieux secours pour lutter contre l'infection sanguine.

Malheureusement, ces moyens sont insuffisants parfois et il faut savoir recourir au sacrifice du membre pour sauver l'individu. Toutefois, avant de se résigner à cette solution, il faut épuiser tous les moyens et ne jamais désespérer, tant que l'état général du malade reste satisfaisant.

Mais dès que les forces du malade s'épuisent, dès que l'appétit s'en va, que l'insomnie lui enlève tout repos, la conservation devient un danger, l'exérèse

1. Traitement des septicémies par les injections massives intraveineuses de sérum sucré isotonique (action leucogène), Georges Audain et Fernand Masmonteil. *Presse médicale*, 8 nov. 1917.

réclamée souvent par le patient, las de ses douleurs, doit être imposée.

c) *Tétanos*. — Le tétanos a été étudié beaucoup mieux depuis la guerre, et la valeur de la sérothérapie préventive, discutée jusque-là, s'est imposée.

Il faudra donc toujours faire une injection de 20 centimètres cubes de sérum lors de l'accident et la renouveler douze jours plus tard.

De cette façon, on est sûr d'éviter les tétanos brutaux précoces et généralisés ; peut-être verra-t-on encore apparaître des tétanos partiels, tardifs ? Mais ils seront alors moins graves et offriront plus de prise à la thérapeutique.

Ces tétanos partiels commencent en général par des secousses convulsives du membre malade ; et même ils peuvent être annoncés longtemps à l'avance par une contracture musculaire localisée, par une exagération des réflexes : trépidation épileptoïde du pied par exemple, à la moindre excitation plantaire.

Au moindre indice, on donnera la médication chloralée et on fera des injections sous-cutanées répétées et massives de sérum antitétanique (40 et 60 centimètres cubes par jour).

B. — **Complications nerveuses.**

On peut observer des sections, piqûres, contusions, interpositions, compressions, élongations des nerfs.

Ces lésions peuvent être primitives, apparaissant lors de l'accident ou être secondaires et survenir au cours de la consolidation.

Elles se traduisent par un ensemble de troubles moteurs, sensitifs et trophiques, portant sur le territoire du nerf intéressé.

On les rencontrera plus particulièrement au niveau de l'humérus, du péroné.

Un examen électrique sera pratiqué pour savoir si le nerf est en état de dégénérescence ou non et surtout pour établir le siège et la nature de l'intervention à faire.

Il faut, en effet, envoyer ces blessés rapidement au chirurgien, car le résultat sera d'autant meilleur que le traitement sera plus précoce.

C. — Complications vasculaires.

On peut observer des piqûres, des sections, des contusions artérielles et veineuses. Les piqûres et sections détermineront la formation d'épanchements sanguins abondants ; les contusions artérielles donnent des gangrènes par oblitération, ou des rétractions ischémiques ; les contusions veineuses donneront des thromboses avec embolie possible dont nous rapprocherons les embolies graisseuses.

Epanchements sanguins. — C'est un hématome plus ou moins volumineux qui bénin en lui-même, pourra comprimer les vaisseaux et déterminer une gangrène par ischémie, ou s'infecter et donner un phlegmon étendu, voire même une gangrène gazeuse.

Si le pouls artériel en aval de la fracture est mal perçu, si la température menace de s'élever, on évacuera aseptiquement la collection sanguine ; cette évacuation ne se fera pas autant que possible, sauf urgence, avant le quatrième jour pour attendre l'hémostase spontanée ; sans cette précaution, on verra l'hématome se reproduire aussitôt ou donner lieu à une hémorragie qu'il serait ensuite malaisé d'arrêter.

Gangrènes. — On peut avoir des gangrènes limitées, sphacèles circonscrits à la peau et aux parties molles ou des gangrènes totales qui frappent tout le segment de membre sous-jacent à la fracture. Les premières seront traitées par des exérèses partielles ; les autres par l'amputation du membre.

Rétraction ischémique de Volkmann. — Fréquente au bras et à l'avant-bras, elle est due souvent à l'application d'un appareil trop serré ; elle se caractérise par le raccourcissement des tendons fléchisseurs de la main qui ne permettent pas l'extension combinée de la main et des doigts, tandis que l'extension isolée de la main, ou l'extension isolée des doigts reste possible.

En appliquant la main sur une planchette pendant toute la durée du traitement, on pourra éviter cette complication. On pourra même la corriger au début. mais une fois qu'elle est constituée, elle n'est plus que du ressort chirurgical ; deux opérations sont possibles, la ténoplastie ou allongement des tendons, et la résection diaphysaire ou raccourcissement du squelette, préconisée par Berger et par André Binet.

Thromboses et embolies veineuses. — Tantôt primitives, tantôt tardives, elles s'annoncent par l'élévation de la température locale, l'accélération du pouls. Elles se caractérisent par l'œdème occupant la totalité du membre et à la palpation par l'induration des tissus veineux superficiels.

Le danger est l'embolie avec ses formes syncopale, suffocante suraiguë, asphyxique aiguë, subaiguë et fruste. Pour l'éviter, on fera une immobilisation rigoureuse du membre.

Embolie graisseuse. — C'est une complication rare, mais dont on parle toujours et qu'on ne voit jamais, pourrait-on dire. On en décrit une forme cérébrale avec coma progressif et rapidement mortel et une forme pulmonaire asphyxique.

Les signes sont la dyspnée, l'élévation de la température et du pouls, les troubles cérébraux, la lipurie (signe pathognomonique).

Les ressources thérapeutiques sont nulles ; on fera le traitement symptomatique : toni-cardiaque et diurétique ; peut-être pourrait-on faire par une incision, le drainage du foyer de fracture ?

TABLE DES MATIÈRES

MAYENNE, IMPRIMERIE CHARLES COLIN

Nouveaux Éléments d'Ophtalmologie

Par **H. TRUC**, Professeur de clinique ophtalmologique à la Faculté de Montpellier, **E. VALUDE**, Médecin de la Clinique ophtalmologique nationale des Quinze-Vingts, **H. FRENKEL**, Professeur agrégé, chargé de cours de clinique ophtalmologique à la Faculté de Toulouse.

Fort vol. gr. in-8. 1908.

Broché . . . **24** fr.
Relié toile . . **26** fr.

DEUXIÈME ÉDITION

complètement remaniée et considérablement augmentée avec 275 figures dans le texte et 5 planches en couleurs.

M. GARNIER et V. DELAMARRE

Dictionnaire des Termes techniques de Médecine

- Indispensable pour -
la Lecture des
Périodiques Médicaux

Contenant : les Etymologies grecques et latines, les noms des Maladies, des Opérations chirurgicales et obstétricales, les Symptômes cliniques, les Lésions anatomiques, les Termes de Laboratoire, les Mots nouveaux, etc.

PRÉFACE DU PROFESSEUR ROGER

7e Édition, 1920, broché . . . . **12** fr. »

Sergent
Ribadeau-Dumas, Lian
d'Heucqueville
Fecarotta, Pruvost,
Stephen Chauvet, Hazard

Technique Clinique Médicale et Séméiologie élémentaires

In-8°, 1920, 183 fig. 12 pl. en couleurs
Broché. . **26** fr. | Relié. . **30** fr.

Toutes les méthodes de diagnostic clinique se trouvent réunies dans ce volume. Ecrit spécialement pour l'étudiant, ce volume sera consulté avec intérêt par le praticien. Chaque chapitre a été rédigé par un spécialiste du sujet traité.

DENTZ

MANUEL DE MASSAGE

LE

TRAITEMENT MANUEL SUÉDOIS

DANS LES MALADIES INTERNES

D'après les principes de Henrik KELLGREN

In-8°, 1912. — 463 fig. . . . . **12** fr.

METCHNIKOFF

ESSAIS OPTIMISTES

ÉTUDE SUR LA VIEILLESSE

FAUT-IL TENTER DE PROLONGER LA VIE

In-8, 1915 . . . . **7** fr.

METCHNIKOFF

ÉTUDES

SUR

LA NATURE HUMAINE

In-8°, 1917. . . . . **10** fr.

JOLTRAIN et BAUFFLE

L'Examen clinique des Instestinaux

In-8°, 1919. . . . . 2 fr. 50

JOLTRAIN et BAUFFLE

LA GRIPPE

In-8°, 1919. . . . . 2 fr. 25

É. GAUTRELET

La Pratique des Manipulations Urologiques

In-8°, 1918, avec figures . . . . 14 fr.

Troisième Édition

É. PILLET

Ancien Interne des Hôpitaux de Paris.

Guide Clinique d'Urologie Médico-Chirurgicale

A L'USAGE DES PRATICIENS

Préface du Professeur MARION

In-8°, 1916, 41 pl. hors texte, 170 fig. . . . . 15 fr.

E. GAUTRELET — *DEUXIÈME ÉDITION*

L'Expertise Alimentaire Rapide

In-18, 1917, avec figures . . . . 3 fr. 50

G. PELLERIN

GUIDE PRATIQUE de l'Expert Chimiste en denrées alimentaires

In-8°, 1910, avec figures . . . . 18 fr.

CH. BLAREZ

VINS & SPIRITUEUX

considérés au point de vue de la loi sur les fraudes

COMPOSITIONS -:- ANALYSES -:- FALSIFICATIONS

2e Édition, 1916

In-8°, avec figures. . . . . 12 fr.

HÉMOGLOBINOMÈTRE

Servant à évaluer rapidement la teneur en hémoglobine du sang

In-8°, cartonné. . . . . 5 fr.

www.ingramcontent.com/pod-product-compliance
Ingram Content Group UK Ltd.
Pitfield, Milton Keynes, MK11 3LW, UK
UKHW022008170726
13837UKWH00001B/52